生命的答案 水知道

WATER HOLDS THE ANSWER TO LIFE

了解水—讀懂水—會喝水—愛上水

胡建夫——著

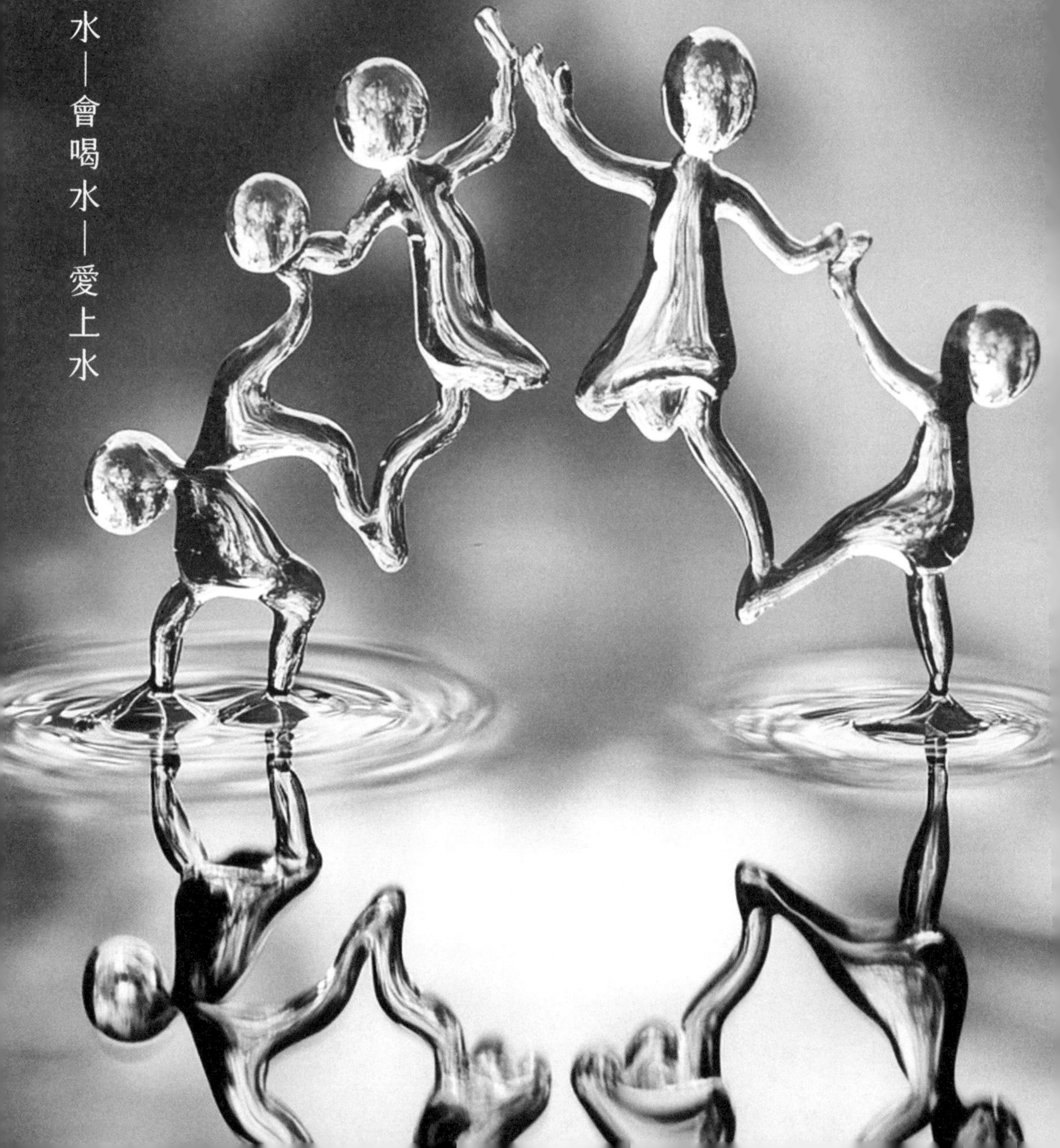

編輯序

我們其實不瞭解水

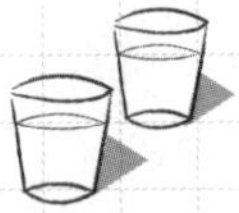

水無色，和飲料比起來少了些許繽紛的色彩；水也無味，和果汁比起來理所當然少了些新奇的口感；水還無處不在，和標價高額的飲品比起來更少了人心對它探究的好奇。總之，水就這樣被忽略了……

可是，水又是重要的，從小我們就知道水是生命之源，是和陽光與空氣同等重要的財富，是佔有我們身體70％重量，卻又隱於無形的寶藏。

古希臘哲學家泰勒斯曾提出「水是形成萬物始因。一切均由水產生，最後還原於水」的論斷。明朝李時珍也在《本草綱目》中把水列為各篇之首。指出「藥補不如食補，食補不如水補」、「好水是百藥之王」、「好水是長壽之源」。可見，水的藥效價值不容小覷。

本書深入解讀水的這種價值，作者根據人體中不同器官對水的不同要求，提出了「水能致病，亦能治病」的觀點，從多個章節分別剖析了水的缺失是造成心臟病、肥胖、癌症、腦中風還有抑鬱症、失眠等疾病的元兇之一，也提出了人要即時補水，要喝對水，更要會喝水的養生主張。

本書還提出了「水美容」的概念，明確指出現代人皮膚出現乾枯、無光、色斑叢生等現象的原因就是缺水，然後各個問題逐一擊破，教讀者怎樣選用一年四季的喝水美容法，怎樣在一天裡讓身體的每個細胞不缺乏水分的方法，還教大家怎樣遠離「電腦皮膚」、「熊貓眼」、「眼袋」，同時提出了新穎的用水減肥方法，甚至為哺育期媽媽的身材恢復也給出了喝水相關的建議。

在本書的最後，作者還幫助大家解讀了日常生活中人們對水的誤解，將很多常被忽視的健康問題還有錯誤觀點提出了建議和更正。

可見，這本書的價值並不單純在於向讀者普及水知識，而是立足身體的每一個細胞，教大家怎樣喝水治病，怎樣喝水美容減肥，怎樣選取健康的水，怎樣在不同時間喝對水。

這本書不同於以往所見的書，首先是因為它的內容對養生有重要的價值，美麗和健康是人類一直追求的東西，而水恰恰能幫助大家喝出健康喝出美麗；其次，本書全篇的內容十分實用，除了養生，還對健康水的選擇、日常水的安全保障、甚至是野外怎樣喝水、老人、孩子不同群體怎樣喝水等實際問題做出了詳細的解答，不管你是白領，還是旅遊愛好者，或者僅僅只是家庭主婦，不論任何人，任何角色，都能夠在本書中找到對自己有益的東西；最後，本書並不是從專業醫療的角度出發，而是將專業的語言轉變為最顯而易見、最通俗的描述，在閱讀時，本書給讀者帶來的不是晦澀難懂的專業詞彙，而是簡單直接明白的有益見解，相信讀了這本書的人肯定會獲益良多。

我們每個人都自詡對水瞭解很深，我們渴了喝水，每天用水做飯、洗衣，甚至沐浴，幾乎每個活動都與水密不可分，可是我們卻最不瞭解水。我們常常只把水做為生活中必要的東西，卻忽視了水對於生命氣質延續所發揮的作用。

水的奧妙知多少，你看了就知道。

作者序

水是生命的泉源

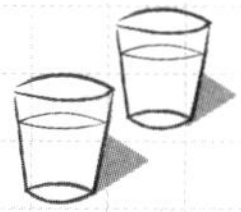

記得小時候，我們所謂的飲料並不像現在這樣豐富多彩，而是用熱水沖泡的白糖水，那點白糖也是少的可憐。今天，多種多樣的飲品取代了當年寒酸的糖水，讓生活日漸豐富起來。悠閒之餘時的一杯咖啡，運動之後的一瓶飲料，無聊時喝的一杯果汁，都成為了生活的點點調劑。但是，我卻開始常常回憶起那杯在歲月裡淡到幾近無味的糖水。

是的，我懷念水。

水看似和我們息息相關，實際上卻和我們越離越遠。當我看到身邊的小朋友不再是捧著杯子喝水，而是向媽媽吵著買飲料時，當我看到年輕的孩子把果汁做為一天裡身體的全部水分來源時，當我看到咖啡成為很多人戒也戒不掉的習慣時，我開始擔憂，也十分急切，但同時也十分清晰的知道，我需要寫一本純粹的關於水的書。

水是生命的源泉，想必很多人都知道。可是，很多人對於水的認識並不像自己認為的那樣深刻。很多人潛意識裡只把水當作解渴的工具，渴了就喝幾口，或者懶得燒水時就豪飲汽水一番。這個錯誤的觀念讓人困於自己編織的網中掙脫不出來，認為除了解渴，水就別無他用。

事實上，水能揭示一切死亡和病痛的謎團，它的藥效價值，堪比最佳的治癒心絞痛、便祕、失眠和抑鬱等疾病的藥物。它的美容價值，能讓女人在不知不覺中化身水嫩美人，能讓男人也擁有好皮膚、好氣色。水還是一個愛搗蛋的精靈，你得由著它的脾氣和秉性，當燒水時，要恰到好處，還要放置三分鐘，在清晨時，你又不能讓它和鹽為伍，它可以幫你戒菸，還能夠改變寶寶尿床的習慣，甚至會施展魔力讓你一年四季都神采奕奕。水就是這樣單純，但又很複雜。關於水的知識千千萬萬，怎麼選水，什麼時間喝水，吃藥時怎麼喝水，喝水杯子怎麼選擇等等問題的存在，又讓水變得妙不可言。

其實，探究水的純粹還有複雜都不是我想寫這本書的主要原因。事實上，我只是想向讀者傳達一種觀念，那就是，不要在口渴的時候才喝水，還要在對的時間喝對水，喝水是最好的養生之法。詳細來說就是：當人口渴時已經陷入脫水的狀態，即時補水是人體活力迅速恢復的動力；在對的時間喝水，一定是人體恰巧需要水分完成新陳代謝的時刻；而對的水，就是要認清健康水和有害水的區別，切記不要飲用幾種「壞水」，同時，還要對攝取水量有恰到好處的把握，不要過多也不要過少，一天2～3公升足矣，少量多次的補充方式最佳。說喝水養生也是基於它的藥效價值和美容價值，當然，只有喝對才能養生，若是僅為了養生而大量喝水，則得不償失。

多年來，我對「水能養生」的情結越來越深，因為我堅信，身體好不好，水都知道。尤其是從事醫師之後，每當患者因為身體缺水而舊病復發或是疾病叢生時，我都為之扼腕嘆息，如果平日裡能少喝一些飲料，多補充一些水分，那身體自會多健康幾分，也就少受幾分痛楚。

而今，看到我對於水的一些見解可以集結成冊付梓出版，心中十分喜悅。也十分慶幸，好在能給更多的人提供關於喝水的正確的、健康的知識，亦為時不晚。

那麼，我的這杯水也能喚醒你記憶中的「那杯水」嗎？

目錄

Contents

第五章 健康的答案「水」知道

Contents

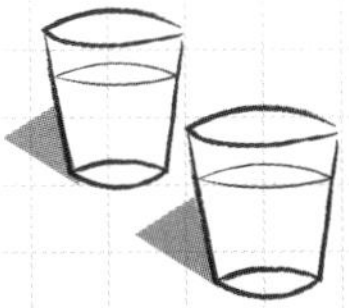

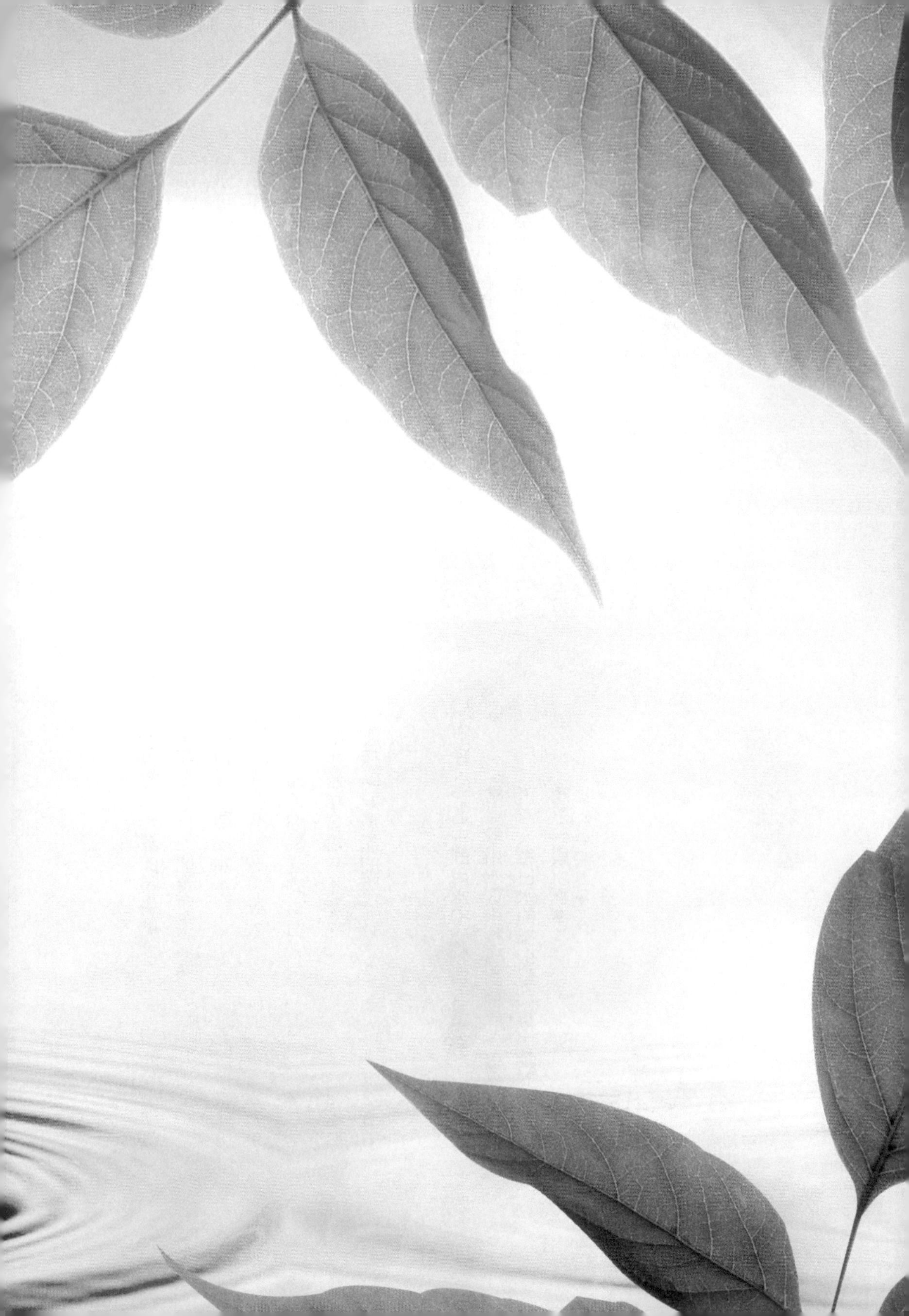

Section 1
人是「水」做的

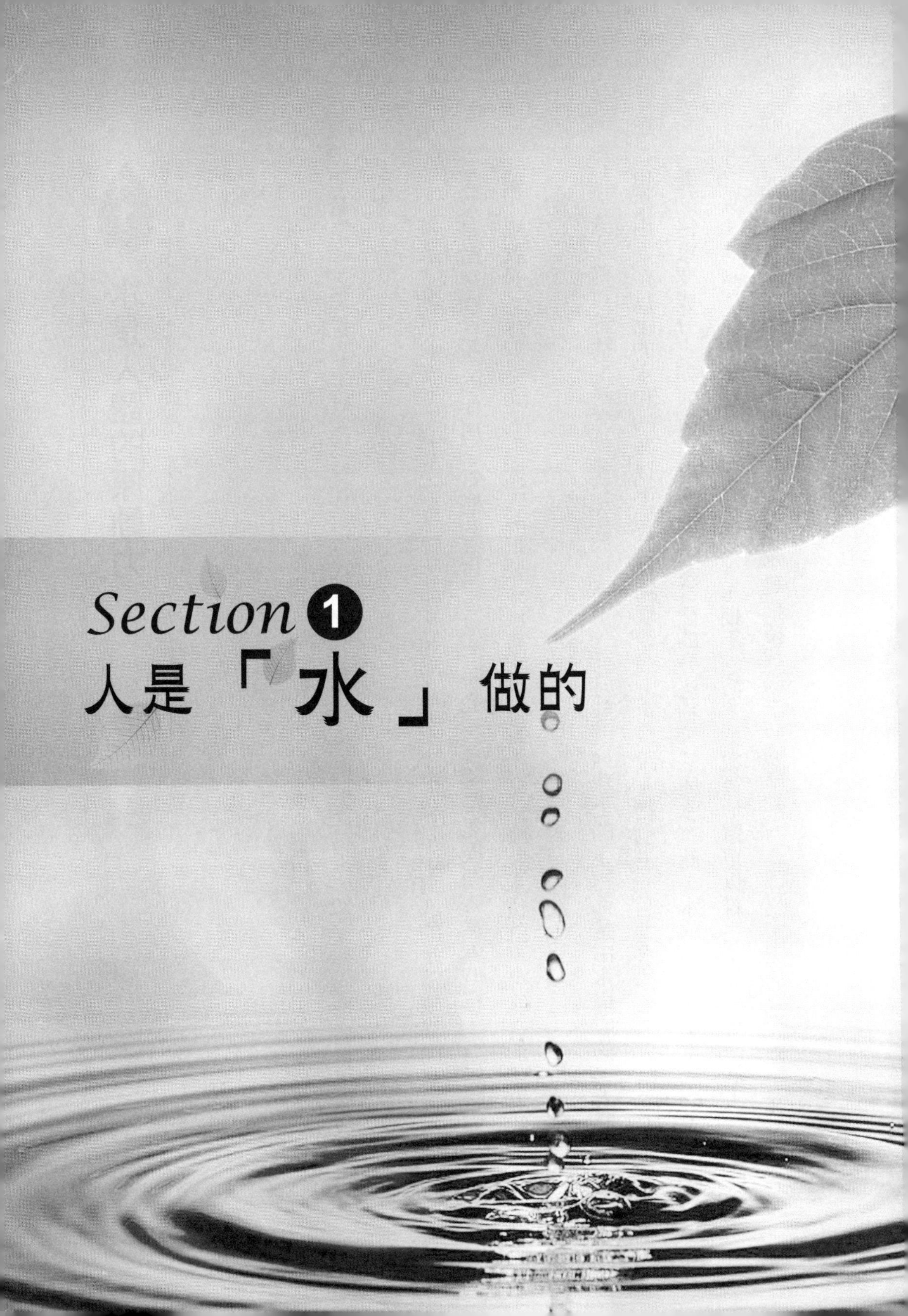

1 水是人體的原動力

古人有云：水為萬化之源，土為萬物之母，飲資於水，食之於土，飲食者，人之命脈也，而營為賴之。世界上許多物質都可以找到它的替代品，但迄今為止，卻沒有一種物質可以取代水。

關於人類的起源，有科學證明，人是由猿進化而來；而猿是由海底的水藻變異而來；水藻又是微生物在水的作用下質變的結果。這些研究和言論雖然撲朔迷離，但有一點無庸置疑，那就是，水對生命的形成至關重要。沒有水就沒有生命，沒有水也就不可能有地球上的一切。

水不僅以液體的形式大量存在於地球上，而且整個地球上的生物都是由水構成的。人體也是由70％以上的水和30％以下的其他物質組成。可以說人體也是一個大水球。水是構成人體的最重要成分，如血液、淋巴液以及身體的分泌物等都與水有關，水約佔成人體重的60～70％。有科學研究證明，一個人如果一星期不吃飯，搶救後他還可以維生；而如果一個人三天不喝水，他的生命就會垂危。所以水是維持我們生命的原動力。同時水中含有鈉、鈣、鎂、鉀等無機鹽類，是大多數動植物必不可缺少的物質來源，而且水的攝取與排泄還有助於動植物調節體溫。

可見，水的作用不容小覷，尤其我們平時飲用的水，不僅對潔淨、衛生、安全至關重要，而且還對人體的健康有著重要的作用。人體每天喝8～10杯水，可以保持身體健康，精力充沛，大腦活躍。因為水參與體內所有化學反應的進行：食物的消化、吸收及營養物質的運輸，體內新陳代謝及代謝產物的排泄，輔助體溫的穩定，保護且促進體內器官、關節、韌帶、肌腱等的潤滑，甚至每個細胞遺傳物質ＤＮＡ的中心軸也是由水分子團架構而成。

人體所吸收的食物必須有水的參與才能分解，各營養素只有透過水才能輸送到身體的各個部位。水（溶劑）的這一特性，使它對人體發揮了很多功能：

◎水是一種流質，柔軟剛毅，填充人的身體的空隙，讓人看起來圓潤飽滿。

◎水造就了血液，是血液運送紅血球（紅血球事實上是個「水袋」內含有顏色的血紅素）的交通工具。

◎水做為溶劑，可以融化進入身體的各種物質，包括氧氣和病菌；水一抵達某個細胞，就把氧氣帶給那個細胞，而且把肺部的廢氣帶走。

◎水能有效地製造全體神經傳導物質的所需。

◎水具黏附功效，能形成一層細胞保護膜，降低在碰撞中傷到細胞。
◎人體內的能量只有轉化成ＡＴＰ才能被身體吸收和利用，食物中的糖是ＡＴＰ的主要來源，必須在水的作用下才能轉化成大腦所需的能量。
◎水是人體能量的主要來源，食物中的能量必須透過水的分解和輸送才能被身體所吸收。
◎水可預防ＤＮＡ的損傷，也可使得ＤＮＡ的修補機轉更有效率，如此一來異常的ＤＮＡ就會比較少。
◎水可以大幅提升構成所有免疫機轉的骨髓，激起免疫系統的效率。
◎水潤滑，可以避免便祕和腹瀉。
◎水對身體冷卻（排汗）系統和加熱系統都是不可或缺的。
◎高科技下的電腦病，可以用水來有效的醫治。因為水對椎間盤具有按摩和擦拭作用，可充當「吸震軟墊」的作用。

可見，人與水是一個統一的結合體，水在人體裡發揮著重要的作用，並且，水中存在的各種營養元素是我們所食用的其他物質所沒有的，就算有也必須在水的作用下才能被身體吸收、利用。可見人體健康和營養輸送，與水有直接的關係。

喝水有學問

1、補水不足危害多

當人體缺水使體重減輕不足2％時，一般表現為口渴；到達6％～8％時，一般會出現半昏迷狀態；到達10％時，會導致幻覺、吞食困難；若達到10％～20％時，生命就會陷入垂危狀態。

2、「渴」不是飲水的唯一標準

生活中常有這樣的錯誤：渴了才喝水，並且喝大量的水。可是，事實上，大量的水不但不會被吸收，還有可能稀釋了血液和胃液，進而降低人的免疫功能。所以，要飲水但不要「補過」。

3、日常喝水的七不要

不喝生水；口渴不要大量飲水；大量出汗應喝鹽開水；飯後不要馬上喝水；睡前不要補水過多；不能喝「千滾水」；不喝過熱開水。

2 人生各階段的水調養

日常生活中，我們一再強調了水的重要性，以及脫水對人帶來的危害和其引起的各種疾病的相關性。如果不想出現脫水現象和一些病因，那就需要提早防護，其中最科學有效的方法就是時時刻刻對身體進行供水和補水。這種供水和補水在不同的人生階段需要不同的調節機制。

1、嬰幼兒圓潤的祕密

見過剛出生的小孩的人都知道，剛生下的小孩，皮膚很皺，眼神無光。但透過母乳餵食，一個月後孩子會變得飽滿起來，並根據母親乳汁的多少，呈現不同的飽滿度。這是因為孩子身體裡面因為母親乳汁的短缺而顯得瘦弱，這跟孩子體內是否有充足的水分有直接關係。

在哺乳期間，除了乳汁外，白開水也不可缺少，白開水是寶寶最佳的選擇，它是自然狀態的水，經過多層淨化處理後，水中的微生物已經在高溫中被殺死，而其中存留的鈣、鎂等元素對身體是很有益的。不過年齡、室溫、活動量、體溫、牛奶或食物中的含水量等因素，會影響寶寶對水的需要量。這就需要父母適時地給予補充。

一般而言，新生兒由於餵奶的次數較多，如果母親的奶水充足，一天餵1～2次水就可以了。但隨著寶寶年齡的增長，餵水次數和每次餵水量都要適當增加。只要寶寶的小便正常，可根據實際情況讓寶寶少量多次飲水。如果寶寶出汗多，應給寶寶增加飲水的次數，而不是增加飲水量。

年齡較小的寶寶熟睡後，如果睡前喝太多水，會影響睡眠，導致第二天精神不佳，也可能導致遺尿。由於嬰兒不會說話和表達，父母要時刻透過孩子的行為舉止來達到孩子身體對水的需求量。如果你發現寶寶嘬著小嘴四處覓食、經常哭鬧、煩躁、難以入睡、尿色深黃，就該即時為孩子補充水分。

孩子副食品中的蛋白質和纖維都需要水分參與消化，所以對於已經添加副食品的嬰兒，父母應即時給寶寶補充水。在兩次餵奶或餵食之間，或寶寶在室外時間久了、洗澡後、睡醒後等，父母都應給寶寶補充水分。嬰兒感到口渴時，身體內的細胞往往已經脫水了，即使是輕度脫水，對他的健康也會產生不利的影響。

由於嬰兒有足夠的水分，因此皮膚會顯得精緻、光澤，但也由於他們的皮脂腺和汗腺的分泌不及成年人發達，在缺乏完整的皮脂膜保護下，皮膚會欠缺抵抗力，這就需要父母時常注意孩子的補水。

2、成長階段的水補充

這個階段是為自己樹立一個健康體魄的關鍵期，如果這個時候沒有引起高度的重視，長期的供水量不足就會為你老年的糖尿病、高血壓、老年癡呆、關節炎、坐骨神經痛、腸炎等埋下伏筆。尤為嚴重的是，孩子可能因缺水而在睡夢中突然猝死，女人因缺水產生一些嚴重的婦科疾病，男人因缺水導致體弱腎虛，脾氣暴躁。

（1）女性對水的需求

在人生的各個階段，體內水分與體重的比率各不相同：出生時，體內水分佔體重的75%，成年後，水分含量逐漸降低，男性為60%，女性僅剩55%，而在人體所保存的水分中，皮膚就佔了25%～30%，正常情況下，人體一天的進水量（包括飲料、固體食物、體內自身合成的水）需達到兩千毫升左右，方能達到身體的水平衡，人體這麼多的生命之液約20%蘊藏在皮膚中。

據測定，皮膚的含水量是其自身重量的70%，所以皮膚被譽為「人體水庫」。一般來說，當角質層中的含水量達到25%時，肌膚狀態良好也最健康。若水分在10%以下，皮膚就會顯得乾燥，脂肪層斷裂導致產生眼紋和唇紋。

對於每一位愛美女性來說，皮膚是女人的窗戶，水便是擦亮這塊窗戶的布。擁有如嬰兒般嬌嫩細滑的肌膚，是不少女性的夢想。然而在人的一生中，體內自然的新陳代謝會改變皮膚的機能及外觀。水是保持皮膚良好形態的首要條件，當含水量充裕時皮膚就顯得豐滿、細膩、富有彈性，缺水時皮膚便變得乾燥、粗糙、角化，出現脫皮、皺紋，缺少柔軟性和伸展性，因此在人體所需的各種營養素中千萬不可遺忘水。

另外，女性缺水除了對肌膚產生影響外，也會出現女性性功能下降、內分泌失調、脾氣暴躁、注意力不集中、健忘等症狀。

做自己的美容大王——喝水喝出好肌膚

保濕：為肌膚提供充足的水分及滋潤，保持肌膚在較長時間內富有彈性和活力。

鎖水：將水分子緊緊凝聚在真皮細胞中，令肌膚水分不因溫度、濕度變化而蒸發流失。

補水：為肌膚增加水分，減少乾燥不適感，如使用礦泉水補水，需要每隔1～2小時補水一次。

（2）男性對水的需求

水對嬰兒和女性健康是如此重要：嬰兒身體缺水會影響他的發育，女人缺水會使身體調節機制紊亂、內分泌失調從而對肌膚產生影響，而男性因為其付出的腦力和體力勞動也比女性多，所以男性比嬰兒和女性更需要補水。

1.吃飯：男性一般飯量要比女性大，這些能量到達身體後迫切需要大量的水來電解和分化，以便將營養輸送到身體的各個角落。身體缺水會使人胃口不好、消化不良或便祕。

2.運動：運動會大量排汗，水分流失，如果等到口渴再去喝水，那身體中的水分就會失去平衡，進而導致體虛、乏力、遺精、腰痛、面赤等現象。所以我們應該在運動之前就補水，運動中也要補充一定的水分。運動以後流失了很多汗液，同時還流失了一些電解質，所以這時喝水一定要少量多次，不要一下子飲用很多水。

3.用腦：水在人腦中也佔有很高的比例，這些水主要存在於腦血管中，大腦對水的需求透過血液循環來補給。如果用腦過度，消耗的水分越多，血液補給量就達不到正常的需求。所以一般工作到下午我們都會出現萎靡不振、腦子反應遲鈍、健忘等情況。所以必須加大飲水量。因為水是腦部製造荷爾蒙的直接所需，而且水能稀釋血液，避免循環時血液不通；另外，用腦還會消耗維生素，即時補充讓體內儲存的能量被水電解成身體所需要的營養，也能將大腦消耗的維生素直接補上。

運動補水原則

（1）運動補水應該有三個階段，在進行運動之前一般需要五百毫升的水來提供運動所需水分。運動中每十五分鐘需要補充一百到一百五十毫升的水。在運動之後，因為身體中的水已經消耗很多，所以需要盡量補水。

（2）運動飲料補能量：當人體在超過一個小時的運動時，身體的水分和電解質都會流失，而運動飲料就是能補充身體中流失的鈉和鉀的成分，幫助體力恢復。

（3）耐力運動＝大量補水：飲水量應視個人乾渴程度而定，所以，在耐力運動中，增強身體的電解質更重要。

3、老年人的水平衡

生理學研究顯示，中老年人最容易發生體內慢性缺水。這是因為，中老年人血漿腎素和腎上腺水準呈漸進性下降，心鈉素分泌增加，導致體內鈉離子不斷流失，使人體對失水的口渴反應減低，平時飲水不足，而導致慢性脫水。長期脫水可導致許多疾病的發生，甚至直接威脅生命。常見的有：

（1）加速衰老

人體被一些類似套子一樣的東西包裹著，這個套子就是皮膚，皮膚因為有水的作用而顯得鮮活，皮膚上有一些知冷暖感痛的感測器，這些感測器必須在水的作用下才能發揮功效。如果身體極度缺水，身體的作用機制就會衰退，這種衰退最先表現在皮膚上一層層的皺紋上，然後再慢慢延伸至五臟六腑，這也是為什麼同年齡的人中有些看起來年輕，有些看起來衰老的原因。

（2）引發白內障

白內障人眼內的液體含量較高，在身體缺水時會發生生化改變，引起眼晶狀體渾濁而導致視力下降。資料顯示，過去曾發生一次急性脫水的老年人，患白內障機率增高，曾有二次脫水者，白內障的發生率更高。

眼睛「喝水」小知識

1、老年人，多喝水，白內障，會遠離。
2、青光眼，忌補水，要適量，更健康。

（3）引發腦血栓

血液黏稠度過高是引起腦血栓的重要原因之一。而血液黏稠除了血脂異常外，一個主要原因就是體內缺水。其中夜間失水最為嚴重，使血小板凝聚力和黏附力加強，因而清晨是腦血栓的發病高峰。

（4）心律失常

透過血液動力學監測，當血容量明顯降低時，可透過心房顫動，出現胸悶、頭暈、乏力等徵兆。臨床醫生對這類病人曾採取電流電擊復律，結果無效，而迅速靜脈補液擴容後立即恢復竇性心律，可見，失水是心律失常的禍根之一。

（5）心肌梗塞

由於全身血容量減少，心臟灌注下降，心肌缺血，心排血量降低，而容易造成心肌損害，嚴重的可導致心肌梗塞。臨床上，因急性腹瀉導致心肌梗塞的例子時有可見，應引起高度重視。

（6）體內有害物質堆積

慢性缺水，不僅使尿量減少，還使皮膚功能減退，汗腺分泌減少。這樣就會影響體內代謝產物的排泄，造成有害物質在體內蓄積，使人體出現慢性中毒。這種慢性中毒的危害相當大，它可損害多項器官、多種組織，加速人體衰老。

因此，盛夏、初秋、冬季，中老年人體內保持足量的水分，對健康、長壽十分重要。研究認為，水的攝取既要適量，更要適時，一般來講，少量多次飲水比較好，清晨、睡前飲水效果更佳。

補水的晚年更健康

老年人因為生理功能衰減，神經中樞對於缺水的反應不太敏感，所以，補水的原則要根據其生理特點而定。老年人的最佳飲水時間為睡前、半夜和起床之後。

睡前一杯水，心腦血管得暢通，梗塞死亡機率小。

半夜一杯水，血液水分得補充，降低危害健康足。

起床一杯水，稀釋血液起作用，排便輕鬆好體魄。

3 「你不會喝水」的盲點

生命離不開水，空氣和水在人的新陳代謝中發揮著至關重要的作用。水既是人體的清道夫也同樣是守護神，雖然很多人能夠認清水的重要性，但是，喝水並不是盲目的渴了就喝、以量取勝，而是要講求適度、適時、適量的原則。並且，需要我們能認清喝水的盲點，只有這樣才能讓我們學會「喝水」。

1、人體的答案水不一定知道？

（1）喝水沒有營養嗎？

醫學界有關人士認為，水只不過是溶解並循環不同東西的物質，根本沒有營養。有些人士還認為，就算水中含有人體必須的礦物質和微量元素，但人絕對可以從食物中獲取這些東西。這就是為什麼人們寧可相信果汁、飲料、牛奶比水更營養，且被不斷推崇的原因之一。

事實上，水在人體內有兩種主要特性：

首先是維持生命的特徵。人體60％～80％都是水分，人三日不喝水就會死亡，而且所有體內的營養物質必須透過水分來消化和吸收。另一個特徵則是賦予生命的各種功能。健康專業人士建議：透過健康飲水，補充膳食攝取不足的礦物質和微量元素。礦物質含量豐富的天然飲用水，不僅富含人體必須的常量元素鈣、鎂、鈉、鉀等，更可以補充偏矽酸、鍶、硒等日常膳食中稀少的微量元素。

（2）人體「全自動」調節水平衡？

當身體缺水時，部分血管、氣管為了保持自身水含量的充足就會主動收縮，以保持自己處於充盈狀態。這個為了保護自身機制而主動收縮的做法，會使其他重要部位對水的需求和能量的供給中斷，尤其大腦的自我保護更為突出。年輕的時候，我們可以拿年輕的身體本錢來任意揮霍，而一旦我們老去，身體的衰老和衰弱就會加快速度，以致使我們連基本的渴的感覺都沒有了。因為我們的身體一直處於缺水狀態，這已成了一種習慣，就算我們很需要水，很渴的時候，由於代謝功能的下降，已使我們不知道什麼是渴，喝了足夠的水也無法再像年輕的身體一樣。

（3）今天，你脫水了嗎？

日常生活中，當我們學習工作很久後感到口乾舌燥時，我們常常會抱怨：累得我都脫水了……而醫學史上也將「口乾舌燥是身體需要水分的唯一徵兆」這一誤解持續了許多年。而現實中會出現這樣的情形：當我們感覺口渴時，我們就會趕緊大量補充水分，但無論這個時候喝多少水，我們卻發覺喉嚨還是很乾，附帶著還有一些疼痛。我們繼續喝水，卻還是不舒服，然後高燒、頭暈、腹瀉、全身酸痛無力……一些症狀也蜂擁而至。

醫生告訴我們，我們脫水了，口乾舌燥就是脫水的唯一徵兆。而以前的無症狀或其他任何症狀都不代表我們身體需要水分，致使我們沒有在身體正常時即時大量補充水分，到了快脫水時還以為只是感冒或太勞累了，對於這些症狀產生的根源我們卻從未細究過，因為我們一味地相信醫學。

而講究「科學證據」的現代醫學，正是立基於多年前對口乾舌燥的謬誤：一七六四年，哈勒和卡農發表的見解便被很多人認同，包括未來的那些醫學生們。同時也反應到公認的科學文獻裡，直到現在。雖然德國的試驗生理學家莫里茲·席夫在一八六七年曾提出口渴是種廣泛的感覺：「渴不像饑餓是一種局部的感覺。」然而哈勒和卡農這種錯誤的觀點在醫學已經根深蒂固，以致至今也無法糾正，使這個由來已久的缺陷改變了醫學的發展途徑，也使很多人的生命白白流失在缺水當中。

在各種狀況下，水分對身體都極為重要，重要到不會只用口乾舌燥的感覺來提示你要為身體補充水分了。如果你已脫水，卻依舊未口乾舌燥，這個時候生命已垂危，卻還要把它視為疾病，用有「毒」藥物去治療，而不是去控制脫水，那麼醫學此時也已對你的生命回天乏術了。因為脫水的身體會失去精密性和活力，使人提前老化。

我們在這裡之所以這樣說，並不是想抹煞醫藥治療在我們生活中的重要性，而是想提醒所有人，與其受病痛的折磨、白白浪費那些醫藥費，還不如提前注意你的飲水量。

把握合適的水量

如果不想造成生活中的脫水現象，那就需要每天補充適量的水，適量的水的計算標準是：您每日喝的水量（毫升）＝您的體重（公斤）×30

水是最好的營養劑

水中含有人體需要的大量微量元素，而且，水也是輸送養分和排泄廢物的載體，因為大部分攝入身體的物質需要水的運輸才能對身體各部位發揮作用，所以，合理飲水，身體會更健康。

2、咖啡、茶飲料勝過喝水？

隨著科技的發展，提高水的品質，純化飲用水已經成為一種時髦。市場上水的種類也越來越多：礦物質水、蒸餾水、飲料、果汁、牛奶，讓人目不暇接。不過，不同的水有不同的特點，而且常見的加工飲料跟體內自然水分的作用也並不相同。據調查顯示：一杯咖啡含有80毫克的咖啡因，而一杯茶或蘇打水則含有大約50毫克的咖啡因。每天喝5～6杯咖啡的人，心臟病發病的機率更高。而碳酸飲料中的磷酸會降低體內鈣質的吸收，影響骨骼生長及身高的正常發育。乳酸飲料營養價值很低，其中只含有5％左右的牛乳成分，主要成分是水、糖和乳酸等，所以其價值主要在好喝。

茶飲料雖然含有茶葉的一些有效成分，但主要還是用茶葉的香精配成的，所以它根本替代不了水，特別是口渴的時候，喝杯水更能解決問題。茶飲料對身體不會構成傷害，如果覺得味道好又清爽則不妨多喝，只是要注意飯前最好別喝，尤其別喝冰茶，否則會影響食慾。

對正在發育的孩子來說，過早或過多地喝運動飲料，會損傷孩子的腎功能。因為這種損傷不常被發現，到成年後很可能會引發腎衰竭。因此不能做為習慣性的飲用水，而且在沒有特別大的運動消耗時也沒必要喝。

3、果汁、牛奶更營養？

果汁飲料不是水果，更不能代替水果。果汁中的糖分很高，睡前喝容易讓血液黏稠度升高，會增加心腦血管病的風險，而且對血糖控制十分不利。另外，不少果汁飲料的顏色是加入色素製成的，對身體也不利。如果你希望喝果汁來補充微量元素，那麼建議你在買果汁飲料的時候，多注意實際的果汁含量。

對於牛奶，在瑞典卡洛林斯卡研究的一項研究顯示，大量飲用牛奶會增加婦女卵巢癌的發病率。同時，研究人員認為，近50年來世界乳腺癌發病率的大幅提高與人們飲食結構中牛奶及乳製品消費增加密切相關。例如：日本戰後，飲食結構西化，牛奶和乳製品的消費大幅增加，這使得日本女性的平均身高明顯增加，而女性乳腺癌發病率也隨之提高一倍。另外，牛奶極易引起兒童過敏，這種過敏大都會在三歲左右消失，少數兒童的過敏症狀會一直延續到十歲左右。

最近法國的一項研究發現，在被調查的兒童中，大約三分之二的兒童有牛奶過敏反應。牛奶過敏症狀主要包括：流鼻涕、哮喘、發燒、中耳炎、皮疹以及胃部不適等。對牛奶最好的處理方式就是進行稀釋，一般加1／3的水最合適。可見，牛奶只能在應急的時候喝，但日常不能用牛奶代替飲水，否則會造成營養過剩或消化不良。而且牛奶多喝可能會引起腹瀉，還會減少身體裡的鈣，引起膽結石。

恰當水溫喝出營養

在日常生活中，人們沖泡麥片、人參茶、多維葡萄糖等飲品時，常用90攝氏度以上的滾開水，但是實際上，當加熱到60到80攝氏度時這些營養飲品就會變質，進而使得這些營養成分流失，營養專家建議，理想的沖調溫度為40到50攝氏度。

Section 2

「水」讓你病了

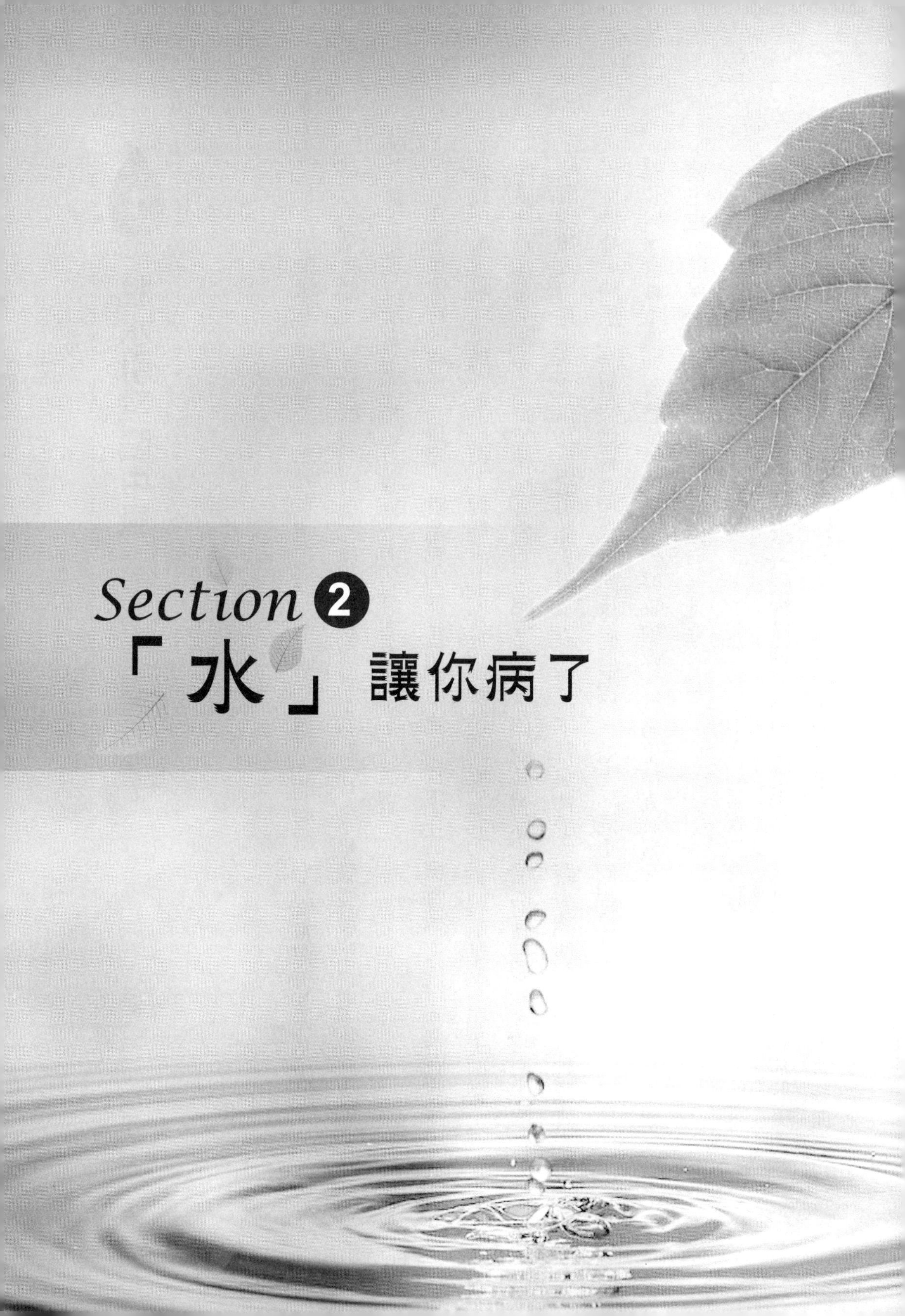

1 脫水引發腦中風

人用腦過度，或者精神過於緊張，進而使大腦受到很大的刺激，人就會顯得蒼白、虛弱，甚至大量掉髮。人承受能力的降低都與大腦嚴重脫水有關係。水是腦發揮作用最不可缺少的物質，是進行所有功能和訊息傳輸所需的最基本要素。

安妮是大四的學生，畢業和就業壓力使她精神沮喪。找工作四處奔波，卻捨不得花十幾元買一瓶水喝。這種狀況持續了幾個月，朋友見她臉色發黃、發乾，都認為是壓力過大所致，叫她注意休息。後來找到工作，身體還是每況愈下，伴隨著難以忍受的局部頭痛、噁心、嘔吐等現象，可是她一直以為自己可能太累了，休息一下就沒什麼大礙。然而有一天，她感覺天旋地轉，臉部、肢體突然毫無知覺，然後重重地倒在地上，同事們趕忙把嘴歪眼斜、嘴角流著口水含糊不清地說著什麼的她送到醫院搶救。經醫生檢查為嚴重脫水引起的腦中風，連醫生也不能保證她能否完全康復並沒有後遺症。

噁心、嘔吐、疲勞這些都是身體缺水，突然發生中風的信號。身體嚴重缺水，使人的某些部位突然失去知覺，有的還有麻木、視線模糊、出現雙重影像、精神錯亂及眩暈等症狀。中風的最大特點就是發病急，常常在做某事時犯病，或者早上起床時發現異常。中風是腦血管病，分為出血性腦中風和缺血性腦中風。

炎熱的夏季，當氣溫達到32℃以上時，汗液就成為了排汗的主要方式，每天大約排出一千毫升或更多的汗液。雖然出汗能帶走熱量，對防暑有益。可是，排汗容易脫水，而老年人，特別是有高血壓、高血脂、高血糖、血壓低、糖尿病或心腦血管疾病的老年人，他們對缺水的反應已不那麼靈敏，身體脫水血液就會更加黏稠，大腦就會發生嚴重缺血。年輕人的心血管功能也可以自我調節，但老年人調節功能很差，而且隨著年齡增加，動脈硬化程度也會增加，很容易出現中風。一旦發現可疑的中風病症，應盡快請患者得到即時的治療，即時就醫。透過靜脈注射補充水分以達到復原效果，並隨時讓他們喝下大量的水。

可見，脫水嚴重就會在很大程度上突發中風的病症，所以，預防中風的發生，即時補水、隨時飲水是根本之道，同時也要多吃蔬菜和水果、控制鹽的攝取量、多吃魚等。不要使自己的身體處在缺水狀態，也在一定程度上能夠抑制腦中風的發生。

夜間補水，遠離中風

研究發現，發生中風的主要原因就是因為血液過於黏稠，或形成血栓造成腦血管的阻塞。根據統計，中風絕大部分是清晨起床後被發現的，猝發多在半夜。所以，夜間飲水對於防止中風有重要的作用，補充時最好為兩百五十毫升的白開水，這樣，血液黏度就會下降，中風也將會得到一定程度的抑制。

2 水能預防心臟病嗎？

多年來，許多研究都揭示了水的硬度和心血管疾病死亡率的關係。在我們強調某些主要研究之前，先瞭解一下ＴＤＳ（總溶解性固體）。TDS是用來衡量飲用水中所有礦物質的指標。ＴＤＳ不僅包括鈣和鎂（硬度因素），也包括鋅、銅、鉻、硒等。分析發現喝ＴＤＳ含量高水的人們，死於心臟病、癌症和慢性病的機率比喝含量低ＴＤＳ水的要少一些。

一般水的硬度越高，其ＴＤＳ也越高。雖然大多數關於心臟病的研究並不針對ＴＤＳ，而只針對硬度。但ＴＤＳ這個因素是硬水中的一部分仍被提出。或許還發揮重要作用。研究顯示硬度和總溶解性固體是兩個有益的因素，它們都與低的心臟病死亡率有關係。硬度是指水中鈣鎂的總含量或 CaCo3 的量，CaCo3 越多，水越硬；越少，則水越軟。

在 Oak Ridge 國家實驗室的一份報告中，提出硬水中的鈣、鎂能夠降低心臟受衝擊的危險，這項研究比較了一千四百多名威斯康辛州的男性農民，他們喝的是自己農場的井水，結果是：喝軟水的農民易患得心臟病，而喝硬水的農民大部分不存在這方面的問題。因此，可以總結出水的硬度和心臟病死亡率有明確的關聯，我們應盡可能飲用硬度大約為170mg/L的水，這個標準在英國是理想的。

心臟病是一項麻煩而痛苦的病症，適時的預防和護理是至關重要的。心臟病的發病率往往是夜晚偏高，但導致的原因跟白天喝水的多少有直接關係。所以無論是正常人還是心臟病患者都要注意白天的飲水品質。一般來說，早上起床先飲水，對身體既是一次即時的補充，又是一種有效的淨化。這已是醫學公認的健康生活習慣。

對於心臟病的預防，可不是白天喝一杯水可以解決的，你同時可以養成睡前一杯水的習慣，這樣就能大大降低發生在凌晨的像心絞痛、心肌梗塞這樣的疾病的機率。因為心肌梗塞等疾病是由於血液的黏稠度高而引起的。當人熟睡時，由於出汗，身體內的水分容易丟失，造成血液中的水分減少，血液的黏稠度會變得很高。所以，能在睡前喝上一杯水的話，可以減低血液的黏稠度，減少心臟病突發的危險。因此睡前和起床後的兩杯水，可是救命水呀！

腸炎治療的一般方法

1、西藥：可根據病情口服、肌肉注射或靜脈滴注抗生素。除了根據患者具體情況，如炎症明顯時可短期使用抗生素，配合口服、藥物調節腸道功能。

2、中藥：應以健脾補腎、益氣除濕為治本之法，清熱解毒、活血化瘀為治標之用，辨證施治，最忌長期應用大苦大寒之劑，亦可配合中藥針如麥注參麥注射液、黃芪注射液等靜脈滴注以扶正。慢性長期體虛無力，以排黏液為主。常用方劑有：太子參、炙黃芪、白術、甘草、罌粟殼、白芍、石榴皮、明礬等。慢性直腸炎急性發作時，予以清熱解毒、潤腸通便。

3、心理治療：該病患者常有焦慮、憂鬱、緊張、多疑等精神心理改變，嚴重者可給予抑鬱治療。

4、其他治療方式：如營養飲食治療：可給予高營養、低脂、少渣易消化飲食，或囑患者可用山藥、白扁豆、苡米等煮粥，常食健脾養胃；高壓氧治療：對潰瘍性結腸炎患者療效尤佳。

3 誰是腸炎的罪魁禍首？

腸炎是指腸黏膜急性或慢性炎病。腸炎可做為僅侵害小腸的一種獨立疾病，但更常見的是胃、小腸和結腸的廣泛炎症。通常所說的腸炎是包括胃、小腸和結腸炎症的通稱。腸炎的主要症狀是腹瀉、腹痛、發燒和毒血症。全身變化較多，精神沉鬱、反應遲緩、全身無力、體溫升高至40～41℃以上、心跳快速，可視腸炎的罪魁禍首。通常醫院出現腸炎急症，醫生都會馬上給病人打點滴，以便將體內病菌順利排出體外。等患者疼痛稍有減輕後，醫生都會建議家人給病人多喝水、多食纖維食物等。

腸炎分為急性和慢性腸炎兩種：急性腸炎最主要症狀是腹瀉，胃和十二指腸炎或嚴重的小腸炎，都會引起嘔吐。結腸炎，尤其是後段炎症時，常呈現裡急後重。腸炎時排的糞便有水樣便、稀軟便、膠凍狀便、黑色便或帶血便等，有的糞便有難聞的臭味。腹瀉和嘔吐常常引起身體脫水、電解質流失、鹼中毒（以嘔吐為主）或酸中毒（以腹瀉為主）。慢性腸炎常反覆發作，病情時輕時重，由於病程較長，營養丟失較多，對患者身體消耗較大，嚴重時由於失水、失鹽，可能引起虛脫。

腸炎性疼痛的主要原因與身體缺水有關，早期的疼痛也是身體缺水的另一種信號。因為大腸的主要功能之一是吸收大便中的水分，以免在消化食物的過程中失去太多的水。這樣勢必造成大便的乾燥，所以必須藉助一定量的水的潤滑作用才能順利排出。

水是我們身體消化過程中不能缺少的重要元素，食物的消化需要水的運輸和潤滑作用一起發生，才能使得消化的正常進行，而大腸則負責排泄物水分的收回。可是當身體嚴重缺水時，大腸蠕動的速度就會減慢，腸道就會收縮，嚴重時就會疼痛，這個時候，可以靠著喝下2～3杯水，尤其是清晨的水，對於緩解腸炎是很有作用的。

4 嬰幼兒猝死主因在水

有嬰兒會在睡夢中不明不白的死去，年紀從數天大到一歲不等。家庭在悲痛的同時，是否有思考過：為什麼活奔亂跳的寶寶會在睡夢中、在自己的小床上突然死去呢？

一些專家認為，這可能是孩子吐奶引起的窒息；也可能是感冒引起的感染；還可能是突然的傳染病所致……到底具體是什麼原因，科學家沒有一個很好的定論。

這些說法都忽略了一種情況，那就是孩子睡前很健康、很正常，而且也沒吃奶，更沒有饑餓情況，那為什麼個別嬰兒還會猝死呢？事實上，嬰兒猝死跟身體極度缺水和脫水脫不了關係。

脫水會導致嬰兒的支氣管收縮。具體來講，嬰兒每天喝下的牛奶本身也是需要經過水的運送和消化的，這就會使嬰兒的體內出現缺水的狀態，從而導致組織胺這種體內生長荷爾蒙的分泌，而組織胺中正含有支氣管收縮劑，這就導致了嬰兒很可能在睡夢中無聲無息死亡的現象，同時，有些父母害怕孩子感冒，在孩子身上加了很多衣服或被子，而且房間溫度很高，孩子大量出汗導致身體水分短缺，某些機制急需水分的參與來進行運作，卻得不到滿足。孩子因為口乾舌燥導致呼吸困難。大量的衣服和被蓋使孩子無法以正常的哭聲來喚起父母的注意，最終導致猝死。

這些問題並不難解決，我們建議父母應該養成在嬰兒的食物中加入水的習慣，特別是為2～6個月大的嬰兒。要達到平衡的量，須要在飲奶或飲奶後餵水。這種習慣也可以培養孩子對水的感覺，成人後也可以隨時感受渴的感覺，重視身體水分的重要性和脫水的危害性；也可以避免因錯誤對待渴和餓而大量飲食引起的肥胖。

5 為什麼你總是那麼胖？

根據美國的一項調查顯示，30％的美國人超重，他們的體重成了他們找工作的最大障礙。每年將近一百萬的人找不到工作，跟他們的身材有直接的關係。

「肥胖該怎麼辦？」這個問題被越來越多的人所提起。對現代人而言，苗條和骨感不僅是女性追逐的目標，更是不少男性的追求。不過，隨著人們生活條件越來越好，懶惰和享受成了許多人的通病，缺少運動和情緒飲食導致的肥胖，往往給我們的健康致命打擊。肥胖已經變成一種慢性病，還會衍生各種副作用，所以預防肥胖已成為一項刻不容緩的工作。

據統計，肥胖者併發腦栓塞與心衰的發病率比正常體重者高出一倍，患冠心病比正常體重者多兩倍，高血壓發病率比正常體重者多二到六倍，合併糖尿病者較正常人約增高四倍，合併膽石症者較正常人高四到六倍，更為嚴重的是肥胖者的壽命將明顯縮短。根據統計，超重10％的45歲男性，其壽命比正常體重者要縮短四年。據日本統計資料顯示，標準死亡率為100％，肥胖者死亡率為127.9％。

其實，飲水不足恰恰是減肥大忌。美國一位專門研究肥胖疾病的專家指出：如果不喝足夠的水的話，許多人更會變得過度肥胖、肌肉彈性減退、各種臟器功能下降、體內毒素增加、關節和肌肉疼痛，甚至還會導致「水瀦留」（編按：水瀦留是指機體在組織間隙裡積存了過多的水並且無法透過排尿等方式將其排出。過多的水會導致身體的某個部位腫脹。）等疾病。

肥胖者飲水不足，又加入了大量運動，運動燃燒了體內儲存的脂肪和糖，糖儲存在澱粉當中，只有配合大量水分才能被分解和製造。脂肪燃燒會產生二氧化碳、水之外，還會產生酮體和氨，這些東西須要在大量水的配合下才能被排除體外，相反，在缺水狀態下，身體各部位器官為了保留自身對水的需求量以滿足工作時的運轉，而會自發性地保留水分，亦即：使身體積蓄一部分水做為補償，這反而更增加了體重。這種狀況還會使身體的新陳代謝發生紊亂，導致嚴重後果。

所以，減肥者切莫「減水」，在控制食物熱量的同時，充分喝水可以使代謝運轉得更正常，體重更易獲得控制。喝下的水，暫時會使體重增加一些，但很快就排出體外，不會長久地滯留在身體裡。

事實證明，不少肥胖者在適當控制飲食後，多喝水，使體重恢復到標準值，健康狀況也得到了改善，肥胖者多飲水可說是減肥的一個訣竅：水通過小腸，除了大部分被吸收外，剩餘部分進入大腸分成兩路；一部分被腸壁繼續吸收入血；另一部分成了糞便的稀釋劑，保持排便順利，有效地防止便祕。同時，還可減少痔瘡的發生。

減肥喝水有規則

1 飲水不要過量，每人每天控制在二千五百毫升左右。
2 早上空腹一杯，上午喝兩杯，下午至晚上喝3～4杯，就寢前半小時喝一杯水。
3 少量多次為宜。
4 運動強度大，沐浴，出汗較多之後要補水。

6 癌症與喝水有關係

飲用水的水質與癌症的發病率有關，這已被世界的醫學研究所證實。水中的致癌物和硬度及酸鹼度都會造成癌症的發生。日本學者江本勝在《水的資訊》一書中提到：水的結晶會因污染而改變。微波輻射也會破壞水的結晶，細胞內的水是液體結晶，細胞核的基因大分子所出現的功能也因液體結晶的變化而改變。細胞從分裂繁殖到停止生長受水液體結晶控制。若水液體結晶受到干擾，則細胞就會停留在不斷分裂繁殖的階段，因而演變成癌細胞。他還指出在多年的試驗工作中他獲知，如果在癌細胞培養液中加高量的鉀，癌細胞會變成正常細胞，當鉀進入細胞內後，會改變細胞內的水結晶和基因大分子的形態，因而失去「癌」的特徵。

一位牙醫因自己的父母都死於癌症，精心研究癌症發病率因素。他經歷三十年的研究發現所有罹患癌症的人在出生十二小時之內沒有喝到母乳，當然這並不是代表沒有喝到母奶的人都會罹患癌症，但比例較高。也許這是美國人罹患癌症比例驚人的原因。

在後天因素中，這位牙醫發現細胞組織缺水是癌症病人的普遍現象，如果能使細胞吸取充足水分，則病人容易康復。但是否多喝水即可補充細胞內的水分其實不然。如果水本身是污染源，或體內的水是酸性的，細胞會自動阻擋水的輸入，以免讓毒素進入細胞內，這些毒素也許是外來的，也許是新陳代謝無法排出體外的，如尿酸等毒素，長期缺水會造成衰老現象和各種疾病。

防癌和治癌的重點即是回復體內水的乾淨，及補充體內需要的營養物質。吃進乾淨的食物、喝乾淨的水和呼吸乾淨的空氣是非常重要的。飲用水所含物質和酸鹼性的比例不同，導致罹患癌症的比例也不同。應該說飲用水的健康與否直接關係到是否致癌。除此之外，身體內的水結構能否正常而不被破壞也是抵抗癌症的關鍵。

然而在今天這個電信高度發展的城市，一些輻射不可避免地會破壞我們身體內的水結構。比如手機、電腦、電話、電視、微波爐等的輻射。此外，二手菸也是致癌的主要物質，我們可以從人的「氣」去瞭解水的重要性。來自日本的 Yoshitaka Ohno 醫生多年前開始尋找治療慢性病自然磁化的水源，有治病的效果，當地一位出名的醫生用這裡的水成功的治癒許多現代慢性病。以往蘇聯、中國、日本和美國也有磁化水治病的報告。

在今日污染的世界，我們的身體百分之七十以上是水構成的，對每一個人而言，能夠尋求到重新讓細胞恢復水分的水就是寶，無論來源是有機蔬果或自然磁化水。

小知識

自然磁化水經研究證明可以加速細胞的吸水能力，補充礦物質，保護細胞，維持血液正常的運行和PH值，以及排除細胞組織和體液的污染，控制游離子的形成，試用的人發現喝水後，大便次數會增加，排出之便會出現有異味，也可能越喝越渴，因為一般的水無法進入細胞膜，所以細胞已渴了很久。

科學喝水，戒菸更容易

在日常生活中有句老話：飯後一支菸，快樂似神仙。但是，事實上是：吸菸，吸進去自殺，吐出來殺人。您還在為戒菸所苦惱嗎？其實，戒菸並不難，只要在一日三餐前或是飯後想吸菸時喝上一杯水，那麼吸菸的念頭就常常會被打消。只要遵循上述建議，戒菸就成功了一半。

7 攻克失眠，水是關鍵

在現代都市中，許多人由於生活節奏太快、壓力太大，而形成抑鬱、焦慮和養成飲酒、夜生活等不良生活習慣，導致失眠的發生。另外，疾病、不良睡眠習慣、晝夜輪班工作以及個人和家庭生活上重大變化等，也都可能導致睡眠不好。

人類在白天工作一天後，夜晚來臨時，漸漸進入夢鄉，經過6～9小時的睡眠後，天亮時又甦醒過來，這樣日復一日，這就是人類的睡眠—清醒週期，故以一日為一週期，又稱「日節律」，但有些人日節律延後，以致到了清晨三、四點才睡覺，一直到中午才醒來，這類病人若自訂作息則沒有失眠問題，但與社會大眾的作息無法配合，仍須矯正。

很多人一失眠馬上會藉助安眠藥讓自己非正常性入睡。科學實驗證明，一個健康的人，在睡眠的時候，腦內能分泌出一種叫「內啡汰」的物質，這種物質能抑制腦神經系統，使人安然入睡。因為身體缺水，腦部忙著從全身搶奪水分，進而無法顧及去釋放「內啡汰」讓人正常入睡。人們並未注意到這一點，所以服用安眠藥的藥量可能也會越來越大，正常的藥量就發揮不了作用，而加重藥量將給身體帶來很大危害。

失眠有很多種原因，但這些原因的起源多數與身體缺水有關。比如抑鬱、緊張、焦慮、哮喘等。所以必須藉助白天的大量飲水及適當運動來排泄體內有毒物質，或在睡前用溫水洗腳、泡澡等行為讓自己自然進入夢鄉，而不是一味的藉助安眠藥。配合水療和運動的其他方式，比如一些健康的食物、良好的生活習慣等。這樣你才能有一個健康的睡眠。

世界各國的研究都顯示，水這種神奇的液體對於人的身體有多麼的重要。我們的身體將近75%由水構成，而大腦含水量甚至可達85%。為了使整個身體能夠正常地運轉，身體內部的「水位」必須夠高。缺水可使身體重要的功能受到限制，而最終導致生命受到威脅。睡眠這一由大腦指令進行的活動，也會因為身體某些部位的缺水而出現問題。

失眠或覺醒是正常的生理過程，但它不是認為能完全自主控制的活動，而是一個被動過程。它不像人體的某些活動可以按照人的意志，說來就來，說停則停。失眠的人常常難以誘導自己進入睡眠而苦惱。其實早期的輕度失眠，經過自我調理的辦法就常可得益。失眠的原始起因在於身體水的缺乏，所以遇到失眠的問題要以平常心對待，在加強白天飲水量的同時，也要有好的心態來攻克。具體做法如下：

（1）**平常而自然的心態**。出現失眠不必過分擔心，越是緊張，越是強行入睡，結果適得其反。有些人對連續多天出現失眠更是緊張不安，認為這樣下去大腦得不到休息，不是短壽，也會生病。這類擔心所致的過分焦慮，對睡眠本身及其健康的危害更大。最可行的辦法是，白天多喝水，加強尿量排出。不安的心理往往是體內某些物質積壓太多所致，正如我們辦公桌的零亂和骯髒給我們的情緒帶來緊張、不安、煩躁、鬱悶一樣。只有把體內的毒素、廢棄物都排泄出去，把該暢通的關節脈絡都打通了，就像乾淨的流水一樣，我們的身體才會一片清潔，猶豫不安自然也會消除。

（2）**身心鬆弛，有益睡眠**。睡前到戶外散步一會兒，放鬆一下精神，上床前洗個熱水澡或來個泡泡浴，或用熱水泡腳，然後就寢，對順利入眠有百利而無一害。因為瞌睡主要是由一種名為γ-氨基丁酸GABA的腦化學物質透過腦組織活動的節律調節，中和谷氨酸鹽的興奮作用而使腦組織的活性下降產生的。熱水澡和溫泉沐浴都可以加強這種物質的釋放而使人產生瞌睡的感覺。

教你快速入睡的簡單方法

1、閉目入靜法。上床後，闔上雙眼，然後把眼睛微微張開一條縫，保持與外界有些接觸，雖然精神活動仍在運作，然而交感神經活動的張力已大大下降，誘導人體漸漸進入睡意朦朧狀態。

2、鳴天鼓法。上床後，仰臥閉目，左掌掩左耳，右掌掩右耳，用指頭彈擊後腦勺，使之聽到呼呼的響聲。彈擊的次數到自覺微累為止。停止彈擊後，頭慢慢靠近枕頭，兩手自然安放於身之兩側，便會很快入睡了。

3、睡眠誘導法。聆聽平淡而有節奏的音響，例如：火車運行聲、蟋蟀叫、滴水聲，以及春雨淅瀝淅瀝聲音的CD，或者音樂催眠CD，有助睡眠，還可以建立誘導睡眠的條件反射。

4、若疲勞而難以入睡者，不妨食用蘋果、香蕉、橘、橙、梨等一類水果。因為，這類水果的芳香味，對神經系統有鎮靜作用；水果中的糖分在水的作用下，能使大腦皮質抑制而易進入睡眠狀態。

8 免疫力低弱，為什麼生病的總是你？

為什麼在同樣的環境下，有的人生病，有的人卻安然無恙？為什麼你會常常困擾於生病的惡性循環。究其原因，人體素質的不同，免疫力也就不同。那麼，免疫力是什麼呢？

免疫力是指有體識別和排除抗原性異物功能，即身體區分自己和非己的功能。免疫力已不是單純指人體抗致病微生物的抵抗力了，使人致病的各種病原體只是抗原性異物的一種，其他如非致病性花粉、藥物甚至食物，正常身體內經常出現的衰殘細胞以及偶爾突變出現的癌細胞也都屬於非己的抗原性異物。由此可見，免疫力絕不是僅僅指人是否容易生病的概念，而是人體保持生態平衡的重要基石。

免疫力按其獲得方式的不同可分為兩種：一是先天性免疫，二是獲得性免疫，即人生下來以後在生活過程中自然獲得的，或者靠著人工的後天獲得。免疫系統就像一件刀槍不入的盔甲，經常保護我們的身體不受病毒的侵害。當然免疫力不是一成不變、固定的，它會隨著人們生活環境、飲食問題和心情的好壞而上下波動。所以，我們應該能夠迅速的關注到免疫力發生的變化，並根據這個變化做出適時的對策。

水是一切化學反應的介質。水的離解較弱，屬於惰性物質。但是，由於人體內酶的作用，使水參與很多生物化學反應，如水解、水合、氧化還原、有機化合物的合成和細胞的呼吸過程等。動物體內所有聚合和解聚合作用都伴有水的結合或釋放。而且，水的比熱大、導熱性好、蒸發熱能高，所以水能儲熱能、迅速傳遞熱能和蒸發散失熱能，有利於人體體溫的調節。而且，水的導熱性比其他液體好，有助於深入組織熱量的散失。如人體肌肉連續活動20分鐘，無水散熱，其溫度可使蛋白質凝固。

每天喝兩升水的人免疫系統比一般人強60%，這已經得到英國科學家的證實。在這之中水的作用就是使骨髓中免疫系統的工作能力增強。經常喝水的人細胞中會有更多的抵抗因數，因此患癌症的危險就小。哈佛大學的研究人員發現，每天喝一千五百毫升左右水的人（相當於6杯水）可將患得膀胱癌的機率降低60%。

因此，「喝水」是提高免疫的一大開始。水量的豐富是新陳代謝的保障，水對神經系統如腦脊髓液的保護性緩衝作用也是非常重要的。水的這些功效的存在會維持人類身體的健康，從而增強免疫力。專家建議，成人每天攝取大約兩千～兩千五百毫升的水分是最合適的選擇。

免疫力自測小知識

1、不斷感冒，天氣稍冷來不及加衣服你就打噴嚏，之後的日子便與感冒相伴了，而且要好長一段時間以後才會好，這就說明你的免疫力下降了。

2、傷口易感染，當身體哪個部位不小心被劃傷的時候，幾天之內傷口處紅腫甚至流膿，正常人幾天就好，而你卻拖延很久，這也說明你的免疫力下降了。

3、經常腸胃不適，如果同樣在外面餐館吃了一道普通的菜，其他人都安然無恙，而你卻上吐下瀉，這說明你的腸胃自身的保護功能存在著問題。

4、經常感到疲勞，工作經常提不起精神，容易感到疲勞，去醫院檢查也沒有發現什麼病變，休息一段時間你的精力又得到緩解，可是持續不了幾天，疲勞感又出現了，這說明你的免疫力已經降低了。

5、易受傳染病的攻擊，如果你的同事不論誰得了感冒，沒幾天就會傳染給你。如此形成「規律」的話，這時就證明你的抵抗力存在問題了。

9 身體水和抑鬱的對抗

氣機鬱滯是一種病症，其臨床主要表現為心情抑鬱、情緒不寧、脅肋脹痛或多愁善感、易怒易哭、夜眠不寧以及喉中如有異物梗阻，嚥之不下，咯之不出，但與飲食無關（中醫稱之為「梅核氣」）。引起本病的主要原因為內傷七情（喜、怒、憂、思、悲、恐、驚），所欲不達，導致肝失疏洩，脾失健運，心神失養，臟腑陰陽氣血失調而成。但透過醫學家的研究發現，人的情緒不穩定跟體內的某些功能紊亂和疾病有關，而這些疾病的起始原因是身體內水含量不足，導致無法滿足身體正常運轉所需，進而引起一些身體的病變。

水是大腦的發電機，大腦是人識別萬物的明燈，如果大腦的運轉停止了，那人對這個世界的認知也將隨之消失。一般人們面對一些錯綜複雜的問題時，就會出現思維混亂、手忙腳亂的情況。

腦會用掉大量由水能量生成幫助所產生的電能。由於脫水會讓腦內的能量減少，儲存於體內的ＡＴＰ便逐漸消耗殆盡，某些部位的情況會更明顯。ＡＴＰ是三磷酸腺苷的英文縮寫符號，它是各種活細胞內普遍存在的一種高能磷酸化合物。高能磷酸化合物是指水解時釋放的能量在 20.92 kJ/mol 以上的磷酸化合物，ＡＴＰ水解時釋放的能量高達 30.54 kJ/mol。

ＡＴＰ的水解實際上是指ＡＴＰ分子大眾高能磷酸鍵的水解。高能磷酸鍵水解時能夠釋放出大量的能量，ＡＴＰ分子中大量的化學能就儲存在高能磷酸鍵中。ＡＴＰ缺失就會引起身體疲勞、乏力，甚至讓人萎靡不振，連生存的慾望都會喪失。因此，腦內許多依賴水電力能量而默默進行的功能就變得遲緩，這類情況就是憂鬱的起因。

對於人們來說，為了抑制憂鬱的增長，他們就以咖啡、安神藥使自己處於興奮狀態。然而在短暫的歡愉後，這些人還將陷入更深的憂鬱當中。因為咖啡因會消耗掉更多的ＡＴＰ。而且咖啡因還會造成脫水，使身體的排尿量比喝進來的液體還要多。在身體不適或憋尿狀態下，人的心情都會出奇的煩躁，以致於出現沮喪和鬱悶。

如果人因為壓力過大，身體的每個細胞就會產生特有的疲勞訊號。這就需要身體中的大量水分參與身體的各種運轉當中。然而身體脫水狀況下意識無法再命令細胞利用儲存的ＡＴＰ，所有細胞的工作效率都會降低，甚至意志力也會喪失。因此，在生活中，身體中的水分是必不可少的，快拿起你的水杯，走出抵抗壓力，遠離抑鬱的第一步吧。

慢性疲勞綜合症

我們常聽到過勞死的報導，其中「慢性疲勞症」是造成死亡因素之一。慢性疲勞綜合症是新發現的一種危險的現代疾病，它是一組以慢性持久或反覆發作的腦力和體力疲勞、睡眠品質差（如失眠多夢）、記憶力減退、掉髮、白髮、認知功能下降及一些軀體症狀（如腰酸背痛、頭暈頭痛等）等為特徵的臨床症候群。

主要症狀：原因不明的持續或反覆發作的嚴重疲勞，並且持續至少6個月，充分休息後疲勞不能緩解，活動水準較健康時下降50％以上。

次要症狀：

（1）記憶力下降或注意力難以集中。

（2）咽喉炎。

（3）頸部或腋窩淋巴結觸痛。

（4）肌肉痛。

（5）多發性非關節炎性關節痛。

（6）新出現的頭痛。

（7）睡眠障礙。

（8）勞累後持續不適。

以上症狀同時具備四條或四條以上，持續存在至少6個月，就說明你很有可能患得了慢性疲勞綜合症。

治療方法：泡熱水澡和長時間休養。適度運動和不斷增補水分對病情也有幫助。

10 水是便祕的「解藥」

現代社會，「便祕」已經成為一個非常普遍的疾病。其臨床症狀包括：80%的人群都有便祕的困擾，美國每年有兩百五十萬人去醫院治療便祕，用於支付「便祕」的醫療費用已經超過八百萬美金。雖然任何年齡層的成年人都會遭受「便祕」的困擾，但是，65歲以上的人群更容易發生惡性病變。

當去醫院看病時，醫生對於便祕患者的忠告往往是：多喝水，大口喝。可是患者也經常有這樣的疑問：那麼為什麼需要大口喝水才能改善便祕呢？這是因為便祕是因為糞便在大腸內停留時間過長，其所含水分被大量吸收，使大便變得難以排出。想要排便順暢就需要大腸中存在大量的水分。如果只是正常的喝水，因為水量較少，水流速度慢，水很容易在胃裡被吸收，從而產生小便，反而不利於排便。可見，便祕的人喝水最好是大口大口地喝（即喝滿口），吞嚥動作要快，這樣，水就能夠快速到達結腸部位，刺激腸蠕動，改善便祕的症狀。同時，喝水也要選好時間和水的種類才能更好的緩解便祕的情況。一般來說早晨空腹喝三百毫升淡鹽水或檸檬水為最佳，因為夜間新陳代謝的廢物已經在體內積存，早晨的一杯淡鹽水有利於清理腸胃，促進排便。

小小按摩法，輕鬆祛便祕

1、**揉腹：**躺在床上，全身放鬆，將兩手手心疊放在肚臍上，先按順時鐘方向揉一百次，然後按逆時鐘方向按揉一百次，按揉是力道適當，動作輕柔，呼吸自然。

2、**腹部按摩：**躺在床上，雙腿彎起來，腹肌放鬆，將一手掌放在肚臍正上方，用拇指以外的四指指腹，從右到左沿結腸走向按摩。當按摩至左下腹時，應適當加強手指的壓力，以不感到疼痛為度，按壓時呼氣，放鬆時吸氣，每次10分鐘左右。揉腹和腹部按摩可隨時進行，但一般選擇晚上入睡前或晨起時，揉腹前應排空小便，不宜在過飽或過於饑餓的情況下進行。

3、**指壓相關穴位：**兩手重疊在神闕穴（即肚臍）周圍，按順、逆時鐘各按摩15次，然後輕拍肚子15次。此外，坐在馬桶上，靜神，深呼吸，引意念於腸，做提肛運動15次，也可以達到很好的排便效果。

11 糖尿病請勿「限水」

多飲、多尿是糖尿病患者的主要症狀。醫生在向病人詢問病史及瞭解治療效果時，也詢問病人是否口渴，每天喝多少水等。所以，有些病人誤認為多飲、多尿症狀是由於喝水過多引起的，只要少喝水，就可以控制多飲、多尿症狀，於是就盲目地控制飲水量，即使口渴也不願喝水或盡量少喝水。這樣多飲、多尿症狀雖然減輕了，但病情卻加重了。

水佔人體重量的50%～60%，它對維持血液循環、細胞內外物質的交換、細胞的生理功能有著十分重要的意義。當體內水分流失時（如尿量過多、失血、出汗、腹瀉、嘔吐等），使得血容量減少、血漿滲透壓升高，這兩個因素均可刺激下丘腦的口渴中樞，使我們感到口渴。透過飲水，血容量得到了補充，血漿滲透壓也恢復正常，身體透過這些機制保持了體內水的平衡。

糖尿病患者的血糖過高時，從腎小球濾過的葡萄糖超過了腎小管對葡萄糖的吸收能力，致使大量葡萄糖溶解在尿液中，帶走了大量的水分，產生溶質性利尿。水分流失使糖尿病患者感到口渴，所以，糖尿病患者多飲、多尿的原因是由於血糖升高→尿糖出現→失水→血漿滲透壓升高→口渴→多飲。糖尿病越嚴重，多飲、多尿症狀也就越明顯。

糖尿病患者尿量排出過多而不能即時、足量地飲水，如果此時體內失水10%時就會感到口渴、心悸、乏力、血糖上升，使正常的生理功能受到影響。如果失水20%時，就會出現煩躁、昏迷等精神與神志障礙，甚至血壓下降，危及生命。

一些老年糖尿病患者，因動脈硬化使其下丘腦口渴中樞不敏感，身體在失水、血漿滲透壓升高時，也不覺得口渴。由於不能即時飲水，溶質性利尿仍不斷使水分流失，血漿滲透壓進一步升高，便會出現糖尿病高滲性昏迷。病人表現乏力、不想吃東西、嘔吐，嚴重者表現煩躁、淡漠甚至昏迷、休克。此時應立即送病人去醫院急診搶救。

所以，糖尿病患者千萬不要不喝水，如果感到口渴，就應喝水。特別是在炎熱的夏天，人們容易出汗，更應該注意多喝水。對於沒有合併心、腎疾患的老年糖尿病患者，要鼓勵多飲水，每天至少飲水3至4杯。遇有發燒、嘔吐與腹瀉時，要增加飲水量。糖尿病患者只要配合治療，將血糖控制到接近正常值，才能真正解決多飲、多尿的問題。

糖尿病飲食原則

忌食：白糖、紅糖、葡萄糖及糖製甜食，如：果糖、糕點、果醬、蜂蜜、蜜餞、霜淇淋等。

少食：馬鈴薯、山藥、芋頭、蓮藕、洋蔥、胡蘿蔔、豬油、羊油、牛油、花生、核桃、葵花子、蛋黃、肝腎、豬腦。

宜食：粗雜糧，如：蕎麥、燕麥片、玉米麵、大豆及豆製品、蔬菜。

12 風濕就應該怕水嗎？

關節疼痛是一種症狀，風濕性關節炎、類風濕性關節炎、骨關節炎、尿酸性關節炎、關節型銀屑病，都有關節疼痛的症狀。中醫學則稱為痺症。痺症又分為風痺、寒痺、濕痺、熱痺。

據有關統計資料顯示，大約有五萬名美國人患有各種關節炎，三千萬人被腰痛侵擾，上百萬人有頸椎病，另外有20萬兒童受到少年關節炎的折磨。一旦人得了這種病症，一生將與疼痛為伴。很多人以為氣候濕潤、經常使用電腦是人類患得風濕性關節炎或關節疼痛的關鍵。其實真正的原因是關節的軟骨表面缺水所致。關節疼痛是局部缺水的另一種信號。

關節軟骨含水量很高。關節的韌帶就像帶動水磨的皮帶一樣為整個關節帶來拉力，而水就是帶動所有韌帶運轉的原動力，沒有水的潤滑，整個關節都會停止運轉，就像沒有水的水磨和皮帶一樣，時間久了自然會生鏽變鈍，再長久一些可能面臨的就是帶斷磨散，後果不堪設想。可見所有的骨關節須要在水的滋潤和帶動下才能活動自如。由於水的潤滑特性，在關節運動時，兩個反向重疊的表面才能自由、順暢地滑動而不至於生繡變鈍給人體帶來疼痛。

在人的日常運動、走路、碰撞、抖動中，都會導致一些表皮細胞的死亡，人體在二十四小時內的每分每秒幾乎都有細胞死亡，然而死亡細胞的工作必須要有新的細胞的生成來完成。而水直接參與細胞的生成、代謝過程，沒有水幾乎沒有辦法產生新的細胞。所以身體幾乎無時無刻都會發出一種信號，讓水去參與這一工作。水在參與這一新陳代謝的過程中，優先將水自身連同電解的鈣質一同分送到軟骨組織中。這樣人的身體在代謝中會更加健康。如果水分不足，軟骨為了滿足自身的運動需要和細胞代謝需要而搶奪關節囊中的血液，這時神經調節分流機制就會發出疼痛信號。

除了用水來預防關節炎的產生外，對於因身體極度缺水而導致關節炎的人，除了配合醫生的治療外，還可以採用水療法給自身減壓。

中國是世界上最早利用礦泉治療疾病的國家，《史記》中有這樣的記載：「神農嚐百草之滋味，水泉之甘苦，令民知所避就，一日而遇七十毒……」李時珍在《本草綱目》中將礦泉分為熱泉、冷泉、甘泉、酸泉和苦泉。近代將礦泉分為冷泉（低於25℃）、溫泉（25～37℃）、高溫泉（37～42℃）和高熱泉（42～100℃）。不同種類的礦泉，其物理和化學性質不同，各有其特性，不同性質的礦泉所主治的疾病也不一樣。

礦泉水中的化學物質，它的溫度、靜水壓力、浮力都具有良好的天然按摩能力，可以發揮改善微循環、鎮靜、鎮痛、鬆弛肌肉、消腫等作用。同時，病患可利用在水中易活動的特點，對關節進行適當鍛鍊，以利改善關節功能。對類風濕關節炎和風濕性關節炎的急性期療效較差，有時反而會使症狀加重。對於急性期和慢性期效果較好。

礦泉水水療的八個作用

1. 抗變態反應作用。
2. 抗菌消炎作用。
3. 啟動結締組織細胞。
4. 啟動腦下垂體、腎上腺皮質和性系統。
5. 調整自主神經功能。
6. 改善末梢循環系統。
7. 糾正各種代謝異常。
8. 防止關節強直，恢復肌肉功能。

13 高血壓患者喝水有禁忌

高血壓病人是個特殊的群體，所以關於高血壓患者究竟能不能喝水，喝什麼樣的水，喝多少水，怎樣正確喝水的問題常常困擾著患者和家屬。

醫學證明，高血壓患者喝水是有限制的，因為如果一次補充太多的水，水分會加快進入血液的速度，造成血壓升高，同時，血液中的水分還會快速進入人體細胞。假設大量水分湧入腦細胞，這就會使細胞膨脹、顱內壓增高、器官功能受損，頭暈、噁心、嘔吐等症狀就會隨之出現，也就是「水中毒」。

科學證明，高血壓患者喝水有三個方面的注意事項：

1、喝水要適量，不要過多飲水，睡前和半夜及起床時都是合理的喝水時間。

2、切記勿喝過涼和過熱的水。水溫太低，胃腸血管會受到很大的刺激，進而出現收縮現象，最終引起心腦血管收縮造成心腦供血不足。水溫太熱，常會使得消化道黏膜受損外，還會加快血液循環，從而加重心臟負擔。

3、在喝水的時候不僅要注重水量，同時還要注重礦物質的增強。出汗多時還需適當補充鹽分。但是，高血壓患者對於鹽水的補充是有危險的。因為經過一整夜的睡眠，泌尿、排汗、呼吸的作用，身體中的水分已經流失很多，而鹽水本身會造成患者口乾舌燥，再加上清晨是血壓升高的時期，如果喝鹽水就會使得血壓進一步升高。所以，對於高血壓患者來說白開水是最好的選擇，既能緩解一整夜的水分消耗帶來的口渴，也會稀釋血液的濃度發揮降血壓的作用。另外，白開水中含有的鈣鎂元素對身體健康也十分有益。

因此，高血壓患者喝水更應該注意，既不能過甜也不能過鹹，既不要過熱也不要過冷，既不要過多也不要過少，記住這三點，再配以適量的補水，身體健康也不是奢求了。

14 水分失衡是哮喘的元兇

支氣管哮喘（簡稱哮喘）屬於一種慢性氣道炎症疾病，是一種免疫性炎症，其特點是氣道可逆性狹窄並導致呼吸困難，它的臨床表現為氣急、咳嗽、咯痰、呼吸困難、肺內可聽到哮鳴音，尤其是呼氣時哮鳴音更加明顯。

哮喘顯示，身體需要增加神經傳遞素組胺，組胺是自體活性物質之一，在體內由組氨酸脫羧基而成，組織中的組胺是以無活性的結合型存在於肥大細胞和嗜鹼性細胞的顆粒中，以皮膚、支氣管黏膜、腸黏膜和神經系統中含量較多。當身體受到理化刺激或發生過敏反應時，可引起這些細胞顆粒，導致組織胺釋放。

神經傳遞素組胺具有負責水在體內分配的作用。我們都知道人在呼吸時會讓很多水分以蒸氣的形式流走，當身體透過呼吸或出汗流失大量水分，而身體缺水的這一現象未曾引起我們高度的重視時，脫水就會一直持續下去，這在夜晚尤為明顯。支氣管因為流失了較多的水分而處於缺水狀態時，就需要釋放一定的組胺來截住水分的流失，被支氣管大量釋放的組胺能引起支氣管收縮，目的是為了在呼吸過程中控制水的蒸發。如果身體不斷缺水，支氣管就會不斷收縮，進而導致呼吸困難。

所以，哮喘病人要即時捕捉身體發出的渴的訊號，不僅要即時補水還要補足水，進而緩解哮喘的痛苦。對於一般人來說，喝足水也是對疾病最好的預防方式。

哮喘病人的日常保健

1. 不要等到渴時才喝水，要少量多次，定時定量。
2. 平日多做運動，比如慢跑、游泳等。強健自身體魄，增強身體免疫力。
3. 保持快樂的心情，避免情緒誘發哮喘。
4. 注意衛生，勤曬衣物，殺菌消毒。
5. 季節交替要注意保暖，避免感冒引發哮喘。

15 缺水，給你的闌尾敲警鐘

闌尾炎是臨床常見的疾病。一般可以分為急性闌尾炎和慢性闌尾炎。傳統觀點認為急性闌尾炎是由闌尾梗阻而引流不暢以及細菌感染所致。急性闌尾炎最早出現的症狀是腹痛，大部分典型的患者發病時，覺得中、上腹部或臍部周圍疼痛，數小時後轉移到右下腹部。

慢性闌尾炎的主要症狀是下腹疼痛並伴有胃腸道功能障礙。慢性闌尾炎的發生，這是身體在極度缺水的狀況下用疼痛為你敲響了警鐘，你需要做的是用一定量的水來打開身體的某些阻塞環節，並藉助水的功效將一些藥物電解成身體能夠吸收的成分來達到減痛的效果。如果我們在飲食、飲水方面沒有高度的重視，那這種慢性就會向急性發展，甚至惡化，最好的辦法只有切除了。這會讓你既疼痛又花錢。所以最好的預防措施就是隨時滿足身體需水量，給自己建造一個蓄水寶庫。

平時我們可能會感受到一種疼痛：右腹下方會出現讓人痙攣的劇痛。這種疼痛很像闌尾炎，症狀與早期闌尾炎相似，但沒有闌尾炎的其他特徵，沒有腹脹、噁心、反酸、上腹部不適、排便次數增多或便祕等現象；因為沒有到痛得難以忍受的地步。這種症狀醫學上稱之為假性闌尾炎。我們往往被這種疼痛所折磨，但又沒有到動手術的地步，該怎麼辦呢？

其實這只是你身體的某個部位缺水的信號。比如血管的血液或腸道物質在循環運走的時候，因為沒有充足的水來稀釋和輸送全身所需，於是它們會糾結在某個地方，膨脹會給身體一種刺痛。假如這種疼痛發生在右腹下，我們就會誤以為是闌尾炎。解決的辦法很簡單，只要維持每天8～10杯水的飲用量和適當的運動，這種疼痛就會輕而易舉的解決。

闌尾炎手術後，病人需注意

術後6小時不能飲水。因為闌尾手術之後，一般要平臥8小時，24小時後可以下床活動預防黏連性腸梗阻，禁食48～72小時，待肛門排便、排氣後才能吃流質食物，6～7天半流質飲食，7天之後可正常飲食。

16 你還在心絞痛嗎？

生活中常會遇見這樣的情況，當有人出現胸悶氣短、心跳過快等現象時，常有老年人給出這種建議：快喝水，喝水就能緩解。而遵從建議的人也往往在喝完水之後，身體恢復了正常。那是不是喝水真的有這種奇效呢？到底是什麼原理呢？

其實，我們日常出現的胸悶氣短、有壓迫感、胸痛的現象就是心絞痛的症狀。心絞痛常表現為突然發生的胸骨中上部的壓痛、緊縮感、窒息感、燒灼痛、重物壓胸感，胸疼逐漸加重，數分鐘達高潮，並可放射至左肩內側、頸部、下頜、上中腹部或雙肩。伴有冷汗，以後逐漸減輕，持續時間為幾分鐘，經休息或服硝酸甘油可緩解。

經科學證明，當體內缺水時，血液稠度會增加，進而增加血液循環的阻力。引發心肌缺血現象，也就是常有的心絞痛，心絞痛患者如果能適量補充水分，稀釋血液的濃稠度，就有利於血液的循環，自然心絞痛的症狀也會隨之消失，這種原理就在馬先生身上得到證實：

馬老先生今年68歲，退休後被聘到一家企業上班，平時工作賣力的他卻時感胸悶氣短，到醫院看病後，醫生根據心電圖的測試結果發現馬先生存在心肌缺血的症狀，經過瞭解，原來馬先生為了不影響睡眠品質，平時很少飲水，晚上更是對水敬而遠之，再加上平日工作勞累，血液的濃稠度已達到一定的程度。醫生根據以上推斷建議馬先生以後在半夜小便後飲兩百毫升左右的水。馬先生在遵從醫囑的情況下果然緩解了胸悶氣短的情況，再加上每天的早晨鍛鍊身體，身體好像年輕了十歲。

這樣看來，心絞痛也是可以靠喝水來預防的，小小的一杯水，發揮的用途可是巨大的。

科學小問答

問：夜間不排尿，為什麼身體中依舊缺水呢？

答：雖然夜間並未排尿，表面上水分未流失，但是水分已經離開血液形成了尿，儲存在膀胱中了，並不能改變血液的濃稠度。

17 痛風，是因為你缺水了

痛風又稱「高尿酸血症」，嘌呤代謝障礙，屬於關節炎一種。痛風是人體內嘌呤的物質的新陳代謝發生紊亂，尿酸的合成增加或排出減少，造成高尿酸血症，血尿酸濃度過高時，尿酸以鈉鹽的形式沉積在關節、軟骨和腎臟中，引起組織異物炎性反應，即痛風。

科學證明，喝水可以在一定程度上緩解痛風，科學合理的飲水是十分必要的，但是一般的自來水對於尿酸的稀釋比鹼性水差很多，所以醫學上常用弱鹼性水來幫助患者稀釋體內的尿酸以達到緩解病痛的作用。

一旦罹患了痛風，最重要是平時就要注意飲食，對高嘌呤食物如動物內臟、魚肉類、胚芽類、肉汁、豆類不要過分攝取。對痛風患者應維持正常體重，因為肥胖常使血中尿酸增高，每天至少要喝兩千毫升的開水，避免暴飲暴食並節制喝酒，就可減少痛風的發作。

如果你也正在被痛風的疼痛所折磨，那不妨每天多喝點水，會很有作用哦。

痛風患者喝茶有學問

痛風病患者常常會有這樣的疑問，到底我們能喝茶嗎？回答是否定的，痛風病患者是不可以過多飲茶的，因為茶中含有的單寧酸從尿酸中排出，從而影響尿酸排出，而且單寧酸也容易和食物中的鐵結合，使得鐵的吸收受到影響，並且還會和蛋白質結合，形成難以吸收的單寧酸蛋白，進而影響人的身體健康。所以，痛風病患者更加不要過量飲茶。

Section 3
你選對「水」了嗎

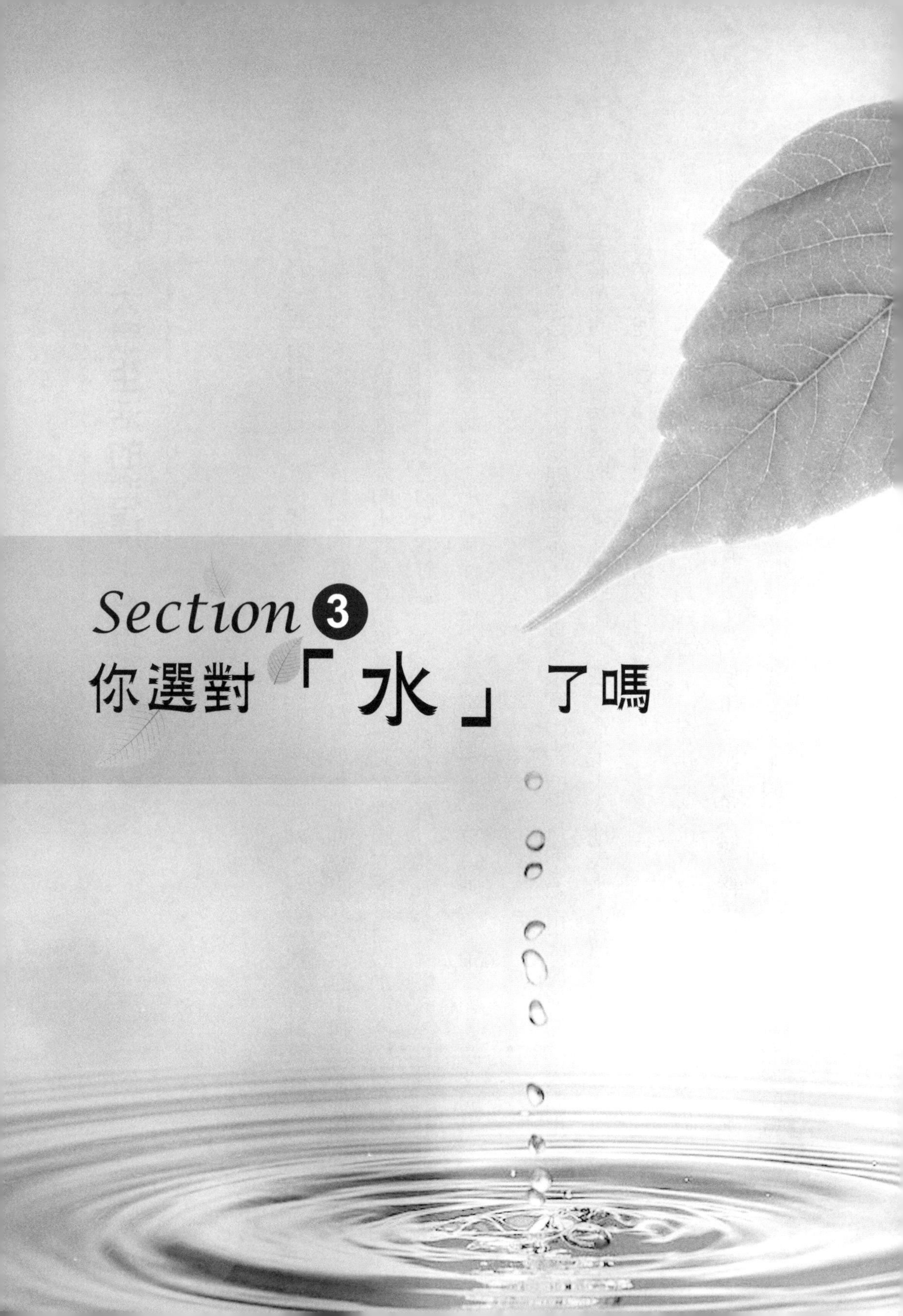

1 大眾生活的選擇：自來水

二〇一二年五月七日，在中國發行的《新世紀週刊》的封面報導了《自來水的真相》一篇文章，這則關於自來水的合格率的真相消息在網路上引起了軒然大波，消息中稱，多位接近權威的業內人士根據近年來的水質普查結果得出結論：在中國大陸目前的水質合格率在50%左右。這則報導引起了廣泛網友的討論，最後在中國大陸官方澄清水質合格率在83%，至此這場網路運動才宣告結束。那麼為什麼自來水的真相會像一枚重彈一樣帶來如此廣泛的影響呢？

自來水是透過自來水處理廠淨化、消毒後生產出來的符合國家飲用水標準的供人們生活、生產使用的水。它透過取水泵站汲取江河湖泊及地下水、地表水，經過沉澱、消毒、過濾等流程的處理，最後透過配水泵站輸送到用戶。

台灣自來水事業的發展，始於一八九六年日人所興建的淡水鎮自來水。一九〇二年基隆的自來水系統完成，為全台第二個有自來水的城市，同時是台灣最早採用沉澱過濾的淨水場。一九〇七年台北自來水工程以新店溪為水源開始動工興建，一九〇九年四月台北城的自來水工程正式完工使用，至今已有一百多年歷史。

一般來說，自來水是應該符合國家飲用水標準的，因為從自來水的產生過程來看，它經過了混凝、沉澱、過濾、消毒等流程之後才送入清水池，有的地方還要經過二次消毒才會送入用戶家庭。但是，由於個別地方的環境在不同程度上受到污染，再加上城市供水水管老舊、水塔未定期清洗等情況，會使得水質大打折扣。因此，又不得不使用氯氣來消毒，氯氣用於自來水消毒具有消毒效果好，費用較低，幾乎沒有有害物質的優點。但氯氣用於自來水消毒還是有在一定的弊端。氯化消毒後的自來水會產生致癌物質，所以，在日常使用自來水的過程中，燒開使用是一個很好的解決方法。

無論是什麼時候，自來水都是大眾飲水最普遍的選擇，因為自來水也是完全符合國家飲水標準的，對於普通大眾來說，飲水的安全性得到了基本的保障，針對水質存在的小問題，也可以透過燒開來殺滅細菌，使得民眾在日常生活中能喝到健康實惠的放心水質。

2 最為常見的飲水：純淨水

純淨水指的是不含任何雜質的水。從學術角度講，純淨水又是化學純度極高的水，其對水質純度要求相當純潔、乾淨，不含有雜質或細菌，是以符合生活飲用水衛生標準的水為原水，透過電滲析器法、離子交換器法、反滲透法、蒸餾法及其他適當的加工方法製得而成，密封於容器內，且不含任何添加物，無色透明，可直接飲用。

純淨水的處理技術是因航太科技而生，很好的解決了航太員在太空中喝水難的問題，同時，由於其飲用方便又安全純淨的特點受到了民眾的喜愛。

市場上出售的太空水就屬純淨水的範疇。目前，在國內桶裝飲用水市場上，主要有純淨水、礦泉水、泉水和天然水、礦物質水等，但是礦泉水和泉水是受到資源來源的限制的，而純淨水不同，因為純淨水是經過自來水加工而成的，自來水的豐富性使得純淨水也成為了普通民眾和日常辦公單位的主要選擇。目前大多廠家生產純淨水的自來水是經過粗濾、精濾和去離子淨化的過程的，所以能達到國家標準所要求的數值。

純淨水能成為大眾信賴的飲品是有其自身優勢的，純淨水具有很強的溶解性，在做飯煲湯時營養成分能夠很好的被溶解；對於瓜果蔬菜來說，純淨水又是祛除其上殘留農藥的最好方法；用純淨水洗臉可以更好的祛除污物；純淨水還可以用來養魚；在屋裡養花時，一般花草蒸發的水氣就是純淨水，可以淨化室內空氣。飲用純淨水，不但解渴，而且更好的是能溶解體內的雜質和毒素排除體外！

當然，純淨水也不是喝的越多越好的，通常來講，純淨水雖然在一定時間內能夠幫助人體排出身體中的毒素，但是長期飲用時可能會導致體內鉛的含量超標。因為鈣和鉛在人體中是競爭關係，一方增多，另一方就會減少，純淨水中不存在鈣，人體就會吸收大量的鉛，進而導致鉛含量在人體裡超標。

常喝純淨水，在很大程度上會將對人體有好處的微量元素過濾掉，長期飲用會導致人體的微量元素缺乏，少年兒童就會發育不良，老年人就會出現各種微量元素的缺乏症。

純淨水的品質和老百姓的生活有著密切的關係，在日常生活中，選取純淨水有幾大感官標準，指標包括色度、濁度、臭味、肉眼可見物。這幾個指標是純淨水品質控制中最基本的指標，是普通民眾鑑別純淨水最簡單的方式。

純淨水小常識

1. 純淨水是弱酸性水，長期飲用會使得人體體液的酸鹼失衡。
2. 純淨水不含礦物質，長期飲用會使得人體四肢無力、精神不振，使得成年人出現亞健康狀態，而對於胎兒和兒童來說，純淨水也不適合他們的成長。

3 蘊含礦質元素的時尚水：礦泉水

礦泉水是從地下深處自然湧出的或經人工的含有一定量的礦物鹽、微量元素或二氧化碳氣體的未受污染的地下天然水，它是在地層深部循環形成的，其化學成分、流量、水溫等動態在一般情況下是相對穩定的，含有國家標準規定的礦物質及限定指標。飲用礦泉水可以發揮補充礦物質和微量元素的作用，是夏季補充水分的良方。

礦泉水對於人體所需的礦物元素有補充作用，但是其藥理作用並不會發生在偶爾喝礦泉水的人身上，只有長期飲用礦泉水的人才能感受到明顯的營養保健作用。以偏矽酸、鋰、鍶為例，這些元素有能夠促進骨骼發育的重要作用，有利於增強體質防治骨質疏鬆；還能保護心臟，發揮預防高血壓的作用，對心腦血管的患病率和死亡率的降低有明顯療效。礦泉水中的鋰和溴能調節中樞神經系統活動，具有安定情緒和鎮靜作用。

飲用礦泉水的益處還在於補充膳食中鈣、鎂、鋅、硒、碘等營養素的不足，可以提高免疫力，發揮延緩衰老，預防腫瘤，防治高血壓，痛風與風濕性疾病的作用。

此外，礦泉水的酸鹼平衡可以維持正常的滲透壓和酸鹼平衡，能夠緩解疲勞，促進新陳代謝。在不同群體中孕婦需多飲用礦泉水，因為礦泉水中的微量元素有助於母體的發育和幼兒的發育，一天2升的飲水量最佳；對於減肥者，最好在上午十點到下午四點飲用礦泉水，能在減肥節食的作用上發揮更有利的作用；老年人睡前一小杯礦泉水可以緩解夜半驚醒的症狀，同時還能夠稀釋血液，預防腦血栓的發作；運動的人，礦泉水可以促進人體的營養吸收，有著恢復體力的作用；飽餐之後飲用礦泉水，有利於營養成分的吸收，排泄食物中的有害物；飲酒之後，礦泉水可以幫助身體稀釋酒精濃度，減輕肝腎負擔；當人體出現焦慮不安時，少量飲用礦泉水可減少壓力，鬆弛神經。

但是礦泉水也不是喝的越多越好，喝礦泉水也有各種禁忌：

（1）礦泉水不宜煮沸

礦泉水不宜加熱至沸騰飲用，是因為礦泉水中存在的鈣、鎂在加熱的狀態下會使得它們脫離離子狀態，易生成水垢，不僅在口感上給人造成不適，而且會讓鈣、鎂流失，影響人體對礦質元素的吸收。所以礦泉水在常溫下飲用最有益於人體健康。

（2）礦泉水不宜冷凍

在炎炎夏日，民眾們更趨向於選擇冰涼的礦泉水以達到消暑解渴的作用。但是，冰凍的礦泉水往往會出現沉澱物，無形中增加了廠方的退貨壓力。那麼為什麼瓶底會出現沉澱物呢？原來這些沉澱物就是冷凍惹的禍。在常溫下，礦泉水中的鈣、鎂是以離子狀態存在的，但是經過冷凍後，礦泉水中的鈣、鎂就會達到飽和，並隨著重碳酸鹽分解，從而產生白色沉澱物，一般來說，礦泉水中含有的鈣鎂含量越高，在冷凍情況下，白色沉澱物也就越多。對於這個結果，民眾們也不用擔憂，因為經過實驗監測，在冰凍情況下，雖然鈣的含量會降低，但是其他微量元素的成分並無明顯變化，所以冰凍後的礦泉水本身無害。

（3）礦泉水「嬰兒不宜」

人是水做的，在一般人體內水分含量高達60%，而在嬰兒身上，這個論斷更加貼切，因為嬰兒體重的70%～80%都是水。所以水分對嬰兒來說十分重要。

礦泉水中含有豐富的微量元素和礦物質，是人體生長不可或缺的物質。對於嬰兒來說，他們的生長是不是也是礦泉水勝過一般白開水呢？答案是否定的，因為嬰兒的消化系統發育還不完善，而礦物質過高的礦泉水會使得他們的腎臟負擔加重。當然礦泉水也不是對嬰兒完全有著不利的作用，如果能選用礦物質含量稍低的礦泉水給他們飲用，對於其身體的發育還是十分有益的。

可見礦泉水的作用不僅僅是解渴，更是微量元素礦物質的的載體，在正確適當的方法指導下飲用的礦泉水，不僅對人的身體健康有影響，而且能促進新陳代謝，維持身體健康。

嬰兒適宜飲用的礦泉水含量標準

保加利亞專家馬斯拉爾斯卡提出，嬰兒飲用的礦泉水中，礦物質的含量要保持在一百毫升以下，其中鈉低於20毫克，氟低於1.5毫克。一般來說超過這個限度，嬰兒的腎臟就會面臨威脅。

桶裝礦泉水飲用須注意

1. 飲水機放置在陰涼處，避免陽光直射下滋生綠藻。
2. 注意桶裝水的飲用週期，秋冬可在2～4週內喝完，在春夏容易變質的季節，最好7～10天就要更換桶裝水。
3. 飲水機勿嘗試加熱，反覆燒開的水不宜使用。
4. 空桶放在乾淨區域，保持乾淨環境，減少礦泉水廠的消毒壓力。
5. 飲水機定期消毒，避免二次污染，確保身體健康。

4 存在於磁場中的水：磁化水

在《本草綱目》中記載了這樣一種水——磁化水，它被描述為「神水」、「魔水」，並且具有「去瘡痛、長肌膚」、「長飲令人有子、壯陽」、「宜入酒」等功效。而在11世紀的北宋，沈括在備忘錄中也有一段關於藥井的敘述：在庭園裡選了極好的地掘井，撿天然的磁鐵敲碎成豆粒一樣大，再投下井去，然後打井水加熱後，除掉污垢喝下，可以治病，而這些水就被命名為「中風湯」、「鎮驚水」，主要用於治療高血壓、婦人病及小兒痙攣等。其實這些所謂的神水，還有藥水，就是磁化水。

磁化水是經過磁化處理的水，它是透過模擬地球磁場巨變來提高水的能態的，具體過程是讓普通水經過一定強度的磁場以打破長鏈水分子團，從而提高水的活性和營養運輸能力。在日本，磁化水一般稱「磁氣水」。簡而言之，磁化水就是透過磁場的水。在透過磁場的瞬間受到磁場的影響，水分子及水所包含的的大部分雜質，在動態性平衡上會發生了變化。但是當水離開磁場時，其磁化的效力也不會發生作用。

在醫學上，磁化水是殺死細菌和病毒的能手，是各種疾病的剋星。對於健康人來說，磁化水可以改善人體微循環，發揮防病健身的作用。對於身患感冒、皮膚病、結石病、胃病、高血壓、糖尿病來說，磁化水又具有很好的治療效力。

在生活中，磁化水也具有重要作用，用磁化水做飯煮湯可以增加食物的味道，在熬製藥物時可以增強藥物的療效，用其沖泡飲品時，可以增強飲品的甘醇度，在沖洗餐具，洗滌衣物時又可增強去污力，用於洗澡洗臉時，可以提高皮膚彈力，緩解過敏現象。

值得一提的是，女性更應該選擇磁化水，因為磁化水對於養顏來說具有神奇的功效。用磁化水洗臉可以防止黑斑，給皮膚減齡，飲用磁化水一個月可以漸漸消除黑眼圈，夏日用磁化水塗抹身體可以降低曬傷的機率，磁化水用於護髮，還可以去頭屑。

但是，磁化水也不是有益無害的，我們都知道磁化水的保健作用很強，可是經過專家研究，飲用磁化水的群體並不是沒有選擇的，其中高齡骨質疏鬆者和腸胃功能紊亂者不宜飲用磁化水。這是因為經過強磁化場處理的磁化水有促進鈣離子游離的作用和促進鈣結晶鬆動，這對骨質疏鬆者是大忌。此外，由於強磁場對大腸桿菌和酵母菌有抑制作用，所以腸胃功能紊亂者也盡量不要飲用磁化水。

磁化水為什麼有如此多的妙用，至今還是一個謎。一些科學家認為人體本身就是一個磁場，因為正負電荷的作用使得水分子形成的分子團在磁場的作用下衝散，重新回歸為小分子，進而活化了水質，進入人體後，在一定程度上促進了人體的健康。

磁化水飲用小方法

1. 磁化水飲用要新鮮，當天飲用效果最好。
2. 不要太依賴磁化水的藥力作用，不要渴望快速見效。
3. 飲用高磁化水的三個時間點：早晨起床後，上午十點，下午三點。
4. 磁化水有「瞑眩反應」，一般在一到二週就會自動消失。
5. 水療的基本方法：內服新鮮磁化水，外用好水浸泡或擦洗全身。

5 富含礦物質的健康水：礦化水

礦化水的基水是純淨水，經過添加多種微量元素和礦物質，透過礦化器的過濾作用，使得自動溶出多種微量元素和礦物質所得的富含人體必須的常量元素及微量元素的飲用水就稱為礦化水。礦化水中含有鋅、鍶、鋰、碘、鈣、鎂、偏矽酸等多種微量元素和礦物質，其含有豐富的溶存氧，而且這些元素都完全離子化，能夠被人體很好的吸收。

如果長時間飲用礦化水，身體中所需的微量元素和礦物質營養素就會得到補充，從而彌補膳食中難以補充的元素，進而增強身體的營養吸收，促進人身體的健康。對促進少兒健康發育、增強兒童智力、提高人體免疫力、預防心血管疾病、膽腎結石、骨質疏鬆、腸胃疾病等方面來說，礦化水不同於一般純淨水，其清涼爽口，注重營養而且十分衛生的特點，彌補了純淨水的缺點，是人類理想的保健型健康飲用水。

值得注意的是，礦化水和礦泉水是兩種完全不同的水。雖然二者名字類似，且都含有豐富的礦物質，對人的身體有積極的作用。但是從生產上來看，礦泉水是從地下深處開採的天然水，而礦化水是經過礦化器材的過濾對純淨水進行的處理，因而兩者是完全不同的水。

目前有些人認為，純淨水存在著缺乏礦物質的缺陷，我們就可以透過添加類似於礦泉水中所含鈣、鋅等化學元素，生產出人造礦化水，並認為可以同時解決純淨水過度「純淨」和「微量元素缺乏」的問題。事實上是，人體的水分並沒有因此被補充，而是使人體陷入了越喝越渴的奇怪循環，因為人造礦化水沒能夠使水分子和添加元素的問題解決，在人體十分缺水的情況下，如果長期飲用，會無形中破壞人體生命動力元素的正常分佈，進而使心臟負擔加重，嚴重時會導致患得高血壓、糖尿病。

礦泉水、礦化水、純淨水概念補充

1. **礦泉水：**是取自地下岩層的礦水，富含礦物質，無污染，水質檢測符合飲用天然礦泉水標準，因此飲用最好。
2. **純淨水：**是取用自來水經過濾、超濾、離子交換等處理過程製成。缺乏金屬離子，不宜長期飲用。
3. **礦化水：**一般採用純淨水添加礦物質成分，經過濾製成含有礦物質的飲用水，屬於人工合成「礦泉水」。

6 純清無菌的醫療水：蒸餾水

蒸餾水，是指用蒸餾方法製備的純水。可分一次和多次蒸餾水。在製作蒸餾水的過程一次蒸餾使用玻璃器皿，由於玻璃中一些成分會溶於水，所以，石英蒸餾器皿就成為二次蒸餾或多次蒸餾的良好選擇，只有這樣才能得到很純的水，所得純水應保存在石英或銀製容器內裡。

蒸餾水可分為一次蒸餾和多次蒸餾，水的第一次蒸餾往往只能收集初始餾分的60％左右，到第二次蒸餾時，在一次蒸餾水中添加鹼性高錳酸鉀溶液，再加入酸，這樣的操作時，因為高錳酸鉀可以有效去除有機物和二氧化碳，而硫酸可以使銨鹽產生，這種元素是不會揮發的。在多次蒸餾時為了保證水的純度，需要把水放在石英蒸餾器皿中或銀器中。

蒸餾水是一種特殊的水，也因此被賦予了獨特的特點，跟一般的飲水相比，蒸餾水因為製作過程複雜而使得成本上升。因為要得到純度高的水，所以又需要多次製作過程而且對於器皿也有嚴格的要求。同時蒸餾水中失去了人體所需的5％微量元素的來源。

蒸餾水的利用價值也很大，在生活中，因為蒸餾水有不導電的特性，所以使用它可以維持機器運行穩定，使電器的生命得到延長。

在醫藥行業，蒸餾水主要是藥療用水，它的滲透作用可以用來沖洗傷口，透過讓創面可能殘留的腫瘤細胞吸水膨脹，破裂，壞死，失去活性，進而避免腫瘤的創面生長。而常常在學校裡進行的化學實驗，也需要用蒸餾水，其原理就是利用蒸餾水無電解質，沒有游離離子，或是沒有雜質來探測可能會發生某些化學反應的作用。

蒸餾水的品質標準之一是含鹽量一般在1～5mg/L左右。這是因為水的純度需要水的電阻率來測定，當水中的含鹽量減少，水的電阻率就相對增加。

雖然蒸餾水的利用價值很大，但是它卻是一種不能長期飲用的「死水」。因為蒸餾水純度過高，毫無細菌，相應的礦物質含量和氧含量都是零。而且喝起來沒有滋味，並且又因為成本過高使得定價也相應增加。長期飲用，有機物的吸收也不利於身體的健康，還很可能造成身體微量元素的缺失。

7 平衡健康的幫手：負離子水

水在透過電解時會分為正離子水和負離子水。具體過程是將普通自來水先淨化，再透過正負電極使得水分子團打散、變小、重新排列，使一部分水帶有正電荷，另一部分代表負電荷。最後再靠分離技術得到正負離子水。負離子水擁有排列整齊的分子、內聚力強、分子間吸附力小，蘊含高效能量，最接近人體細胞水。這樣的水因為含有氫原子多，這些原子的存在可以促進細胞的活性，保持還原力，而水質呈現弱鹼性，具有抗氧化作用，十分有利於人體健康。其中效果最明顯、功能改變最大的，特別是對人體健康有重大意義的首推功能性離子水。

負離子水不僅口感甘甜，是十分優良的飲用水，而且還具有一定的保健作用。一九九二年上海醫藥工業研究院藥理室研究證實，負離子水有提高細胞活性、降低甘油三脂、膽固醇等功效。一九九七年上海食品保健功能測試中心對負離子水進行了保健功能測試，檢測結論證明：負離子水具有抗疲勞、抗氧化、提高ＳＯＤ活性、調節血糖、調節血脂的作用。飲用離子水會使得氧化和衰老的速度減慢，並且能提高人體的健康水準。那麼怎樣飲用才合理呢？

1.水越新鮮越有療效，最佳飲水方式就是即接即飲，也就是生飲。

2.在早晨起床時飲用鹼性電解水三百～五百毫升（成人）能夠使細胞活力增強，對促進身體健康有很大的作用。

3.從微量開始飲水，以後每天逐漸增加，還可適當增加鹼性。

4.負離子水的水量要適當，如果不考慮到疾病、體質和體重等需增加水量的相關問題，那麼正常人一般的飲水量在五百～兩千五百毫升。

5.40℃一般為加熱的最高上限。

6.為了不導致電解水的還原電位減弱或消失的問題出現，盛納水的杯子或者容器需要經常清洗來保持潔淨。

7.機器反清洗時產生的鹼性電解水，不可飲用，但可以用來澆花、插花。

8.電解水最好的保存方式是放在乾淨的塑膠容器或者玻璃器具中，存放時間也不得超過24小時。

值得注意的是，負離子水雖然是一種既健康又保健的水，但是離子水本身就不適合長期使用，若需要，也須在醫生的指導下飲用。

負離子飲水機中為什麼有怪味

飲水機中的怪味其實是水中的雜質經電解後產生的。這種水的PH值較高。一般不適合人體飲用。拿淡鹽水灌入飲水機內再沖洗這是最簡單實用的解決方法。

8 生命動力的源泉：生態水

生態水是指與地球表層植物體，還有動物存在著緊密關係的水體。是保持動植物正常生命狀態所需的水，生態水是地球水圈中的一個重要部分，它側重的是人與自然的關係。這種水之所以被成為生態水，是因為在幾十億年前的地球，水是剛剛出現的食物，在地磁不斷的變化中被賦予了極高的活性，就使得它擁有了養育生命的物質，為新生命的催生和啟動做好了前期的準備，繼而在維繫生命與呵護生命上發揮至關重要的作用。

並且當時整個生物世界還處在十分原始的生活狀態，這些水即使在被生物使用後，依然能夠靠著自身的自淨能力，在自然條件下還原成原始的品質。比如達古冰川泉水，在九千年前已經被生命體所使用，但是透過它的自淨能力使得其恢復了養育生命的原生態，之後被冰凍成冰山而得以保存，在與世隔絕幾千年後，這種沒有受到任何污染的生態水依舊是最優質的健康水。

而我們現今所常用的生態水，是完全利用科技方式，採用高溫注氧和交變磁場的方式從天然的天青石、木魚石和麥飯石等礦石中提取濃縮液並透過純淨水的稀釋而製作成的飲用水，這種水是模仿遠古的生態水而成的，其自身含有多種生命動力元素，可以催化生命，啟動動力，具有很高的活性。

生態水經過檢測是十分健康的，對於身體的益處也很多。首先生態水可以增強人體的免疫能力，醫學證明，人體血液內部存在的自由基是導致人體患病和人體老化的關鍵性因素，超過正常範圍的自由基會引發人體動脈粥樣硬化，進而導致器官病變，從而危及全身，誘發其他疾病。

而原生態水由於其具備的負電位，使它的抗氧化能力增強，清除體內過多自由基的能力也增強，就會使心腦血管疾病、糖尿病、胃腸道疾病、免疫性疾病、癌症等的患病率降低，達到身體健康，延年益壽的目的。

其次，生態水還可以中和人體內的酸鹼度，由於生態水是弱鹼性水，對於體內存在過多酸毒的人，飲用生態水可以調節人體酸鹼平衡，減少患病的機率。再者，生態水是啟動人體細胞的動力，它包含的六個水分子團帶有很強的滲透能力和溶解能力，並能依靠高活性的特質迅速進入人體細胞，啟動細胞，增強細胞活力，提升新陳代謝能力和免疫能力，進而提高整體的生命活力。最後，生態水中含有豐富的鈣、鎂、鉀離子，可以有效的清除體內的金屬物質，並且它還能分解脂肪，具有減肥的功能。

近年來由於生態退化問題的嚴重，並隨之產生了生態水文化，可見，人類開始更加關注生態水的重要作用。

生態水文學

Ingram於一九八七年就提出了生態水文學概念，並於一九九二年Dublin國際水與環境大會正式提出生態水文學成為一門獨立的邊緣性學科，生態水文學是一種對環境有利、經濟可行和社會可接受的有效方式。

該學科是揭示生態系統中，生態格局和生態過程水文學機制的科學，探討生態系統中植物對於水文過程的影響，以及水文過程對於植物生長和分佈作用，以植物與水分關係為學科研究基礎，以土壤水分及植被蒸散為核心研究內容，以生態過程和水文過程耦合機制的尺度效應為學科關鍵點，以水資源可持續利用和維持生態系統健康，和可持續發展目標的實現為學科研究目標。研究對象包括濕地生態系統、乾旱區生態系統、森林生態系統、河流生態系統和湖泊生態系統等不同生態系統類型。

9 有氧氣的水：富氧水

富氧水的發展經歷了液體補氧的漫長過程。富氧水就是聯合正常飲料生產技術和加氧技術製作成的可供飲用的水。具體原理是給水造成低壓環境，再利用高壓技術將純氧注入水中。在二十一世紀初期，美國ＮＡＳＡ與歐洲著名實驗室共同研製出穩定的生物有效氧，並將其投入到民用領域。

這種富氧水是採用物理電擊過程，透過連續一百六十八小時的電擊製成可供細胞吸收的有效氧溶液。這種無需經過人體肺部補充氧氣且又高效、簡潔無副作用的方式被稱之為「補氧科技的里程碑」。

這種水最初僅用於航空航太領域，是航太員在太空中的補氧劑。等到二〇〇〇年雪梨奧運會之後才投入到民用領域，在這期間經歷了多次的檢測和改進，製作過程得到了巨大地提升。自此之後，富氧水被廣泛的應用於日常領域，對美容、急救、運動還有高原活動中的補氧有著傑出的貢獻。

隨著生活和工作壓力的增大，上班族對氧氣的需求也漸漸增大。日本的超級連鎖店

「7－11」也打出了販售氧氣的概念。在對中國新疆長壽村的研究時，也在其「長壽水」中發現了大量的氧氣。而富氧水作為超級補氧劑也漸漸受到廣大群體的喜愛。

富氧水在為人體提供氧氣的同時，也具有很強的醫療作用。新型NASA專利富氧水可生產出人體細胞能夠直接吸收利用的生物有效氧，這種NASA富氧水生物有效氧含量是傳統富氧水的兩萬倍，其含氧量已經達到五萬ppm。澳大利亞自然理療師、藥劑師、營養師、臨床生態學家Glen Gillard對於富氧水的神奇效用有了深度的研究。

首先，富氧水可以抗制病毒，殺滅細菌真菌，還可以抗寄生蟲。富氧水還是抗氧化劑，在化妝品和護膚品中佔有重要部分。能夠促進皮膚的新陳代謝，維持皮膚的健康。富氧水還是口腔衛生的守護神，它能夠抗擊微生物，為口腔提供豐富的氧氣，改善牙齒的亮白度，增加牙齒的美觀。

再者，富氧水能夠增強運動員的體能，透過供送氧氣，促進人體新陳代謝，再生體能，提高人體的免疫能力。在醫治病患上，富氧水也發揮著重要作用。它可以治癒哮喘和肺氣腫。對關節炎和慢性牙齦炎有改善作用，對於老人體能的恢復和心理功能的增強有效果，它的存在還能促進維生素的作用得到完美的發揮，對於流感的預防也很有效。

最後，富氧水不僅在內服上對病症有治癒和緩解作用，在外敷上也是功效多多。它可以用於防曬，祛除蚊蟲叮癢的疼痛，還可以降低傷口感染的機率。值得一提的是，一些年老的動物在飲用富氧水後還能煥發新生，預防傳染疾病，這大概是使用者萬萬沒想到的意外之喜。

目前，很多飲用水在最後一環的過程都是在水中加入臭氧，這是因為臭氧可以分解為氧氣。經過實踐的證明，富氧水的功效已經成為廣大人群的捧場對象，喝富氧水有益已經成為國際上的共識。

日本人的氧氣產品

工作與生活壓力使得上班族對「氧氣」的需求與日俱增，罐裝、瓶裝氧氣和富氧水在日本十分受歡迎。

日本連鎖便利商店「7－11」率先在日本推出了「氧供」，這種罐裝氧氣的出現受到越來越多的消費者捧場。東京市中心的「7－11」便利商店每天賣出的罐裝氧氣達到十五、六罐之多，其中大部分的購買者是男性。

另外，日本的「Lawson」便利店就專門主打商品富氧水，這種熱銷飲料受到了廣大OL的青睞，也漸成為日本的一種時尚。

10 保健強身的醫療水：富鍶水

隨著人民生活水準的提高，追求營養健康的飲用水已經成為廣大群眾的共識。富鍶水因為其富含身體所需的營養，而漸漸成為一種新的飲用水消費時尚。為什麼說富鍶水營養豐富，那是因為富鍶水中含有豐富的鍶元素。

鍶在人體中屬於微量元素，雖然含量少，但是對人體的作用卻不可限量。首先，鍶與人體的骨骼形成有十分密切的關係。鍶在人體的骨骼和牙齒中充當著重要的組成部分，它存在的作用是促進人體骨骼發育和類骨質形成，而且在骨折的情況下，鍶的聚集程度又是醫師觀察癒合情況的標準，同時對骨頭的癒合有著重要作用。

如果人體中缺乏鍶，新陳代謝將會減慢，骨骼發育也會遲緩，因此老年人和少年兒童更應該注重鍶的補充。其次，鍶與血管的功能及構造也有關係，其作用機制是在腸內與鈉競爭吸收部位，從而減少人體對鈉的吸收，增加鈉的排泄。人體內鈉過多容易引起高血壓、高血脂、高血糖、心血管疾病，而鍶能減少人體對鈉的吸收。

它對人體主動脈硬化具有軟化作用，對高血壓、高血脂、高血糖、心血管疾病、動脈硬化等都有一定的預防及醫療保健作用。此外，值得注意的是在女子懷孕期間微量元素的補充尤為重要。如果缺失了像鍶、鋅、錳等微量元素的攝取，那很可能會導致胎兒發育不良，甚至是畸形。最後，身體的神經和肌肉與鍶也有關係，含鍶的水可以治療各種由蕁痲疹和副甲狀腺功能不全引發的抽搐，減緩症狀，並且沒有不良副作用。

國際規定，成年人每日鍶的攝取量需保持在1.9毫克，但是台灣人普遍的鍶攝取量都無法到達這個標準，平均攝取量僅為國際輻射防護協會推薦值的44%，那是因為我們的日常飲食和喝水本身就無法補充適當的鍶。這就需要能夠補充足夠鍶的產物出現，而富鍶水就是目前最科學的選擇。

專家同時提醒，高鍶水也不能多喝，更不能做為日常的主要飲水，因為鍶的含量過高對身體也有很大的副作用。

11 啟動你身體的細胞：活性水

活性水，是新一代的飲用水。它是在普通飲用水的基礎上經過砂濾、炭濾、膜濾等多層過濾，再經過離子交換設備的奈米技術分離水中對身體有害的酸性元素，保留水中礦物質。活性水的分子團小、運動速度快，帶有弱鹼性、滲透力好、溶解性強、吸收能力好並存有大量能量，能為細胞的內外環境提供能量，使身體更有活力，同時可以幫助身體排泄不良元素，增強體魄。

在日常生活中，飲用活性水有良好的效果。

首先，長期飲用活性水可以改變身體的酸鹼平衡。現代社會，很多人處在亞健康狀態，這些人常會感到身體疲勞、記憶力減退、注意力不集中、腰酸腿疼等症狀，很多人看了很多醫生也沒能改變現狀，其實，會出現上述症狀的原因是他們是酸性體質者。

活性水是一種弱鹼性水，對於中和身體中的酸有很好的作用。比如一般人都認為痛風難以治癒，但是日本飲用水專家林秀光博士就由經驗得出人只要持續飲用鹼性活性水半個月到一個月，血液中的尿酸值數據就會明顯下降。痛風就可以得到很好的治療。

而且，經常喝弱鹼性水也可以增長人的壽命。因為，活性水的水分子十分活躍，它們能夠增強營養元素的吸收和運動，增強新陳代謝，維持人體健康。其次，長期飲用活性水可以預防三高症，合理控制人體的血脂、血糖和膽固醇。

便祕的患者在飲用了活性水後，可在幾日內就緩解便祕的痛苦。兒童長期飲用活性水，可以促進大腦皮層的發育，增強記憶力。婦女飲用活性水可以調節內分泌，就算孕期也可以保持美麗。活性水分子團也可以促進脂肪的分解，發揮減肥的作用。

再者，在日常生活中常有胃酸、反酸、燒心症狀的人可以靠活性水中和，改善胃部功能，對於經常飲酒的人，多喝活性水可以醒酒，另外駕駛員也可以補充活性水減少疲勞，有著提神作用。

在對於農作物的用途上，它可以促進植物的呼吸和光合作用。用活性水浸泡過的小麥和甜菜種子，可以增產20%～30%；蔬菜水果用活性水澆灌之後可以使產量大幅度提升。用活性水餵養家禽家畜，增重快。現在在這個領域，活性水的應用越來越廣泛。

活性水，是健康的水，隨著社會的進步，人類對健康的追尋越來越強烈，活性水也會日漸成為大眾飲水的選擇。

活性水健康飲用常識

1、活性保存期

常溫下，如果為開放性容器則可保存2～3小時，在密閉容器中只能保存24小時（冷藏狀態的保存期為2～3天）。

2、飲用方法

（1）提倡生飲，主張即接即飲，最好的放置時間不要超過24小時。

（2）加熱飲用是大忌，加熱至沸騰會導致水中負電位消失，即使加熱，最高也不要超過80度。

（3）初期飲用者一檔最適合，十至十五天之後，可以飲用二檔，喝水要循序漸進，適量飲用。三檔是治療檔，高血壓、糖尿病等病症的人才可以使用；另外，做飯、煮湯也可以用三檔。

（4）活性水在初次飲用時會有不適感，但是鹼性水本身不會對身體有副作用，可以減緩活性水的攝取，循序漸進。

3、活性水最好溫熱的時候喝

飲用水不宜溫度過高也不能過低。10℃～30℃為最適宜的溫度。

4、活性水飲用禁忌

首先，不要一次性大量補充水分，這是因為血液會被稀釋，心臟負擔會增大。其次，一次喝水過多會出現越來越渴的現象。最後，喝水要緩緩咽下，不要一次大量喝水，否則會造成腹部的飽脹感。

5、喝多少水要具體情況具體分析

當正常人尿液呈黃色時，人就需要多補水；當尿液成淺黃色時，說明補水也過多。

12 自然生態結構的健康水：天然水

天然水是一種弱鹼性水，水分子團是十分有活力的，這完全符合人體營養的生理需要。天然水中含有可溶性物質、膠體物質和懸浮物。一般來說，江河、海洋、冰川、湖泊、沼澤等地表水以及土壤、岩石層內的地下水都屬於天然水的範疇。

天然水對水的來源有嚴格的要求。根據國際規定，它對於地表水或地下形成的泉水、礦泉水、自流井水只會進行有限處理，例如過濾、臭氧或者等同的過程。在這個過程中，有害物質被消除，對身體有益的微量元素和礦物質就被保留在水中，而水的自然生態結構的完整有利於人體的吸收。

天然水不同於自來水、純淨水，它的小分子團能夠通過人體細胞離子通道，快速進入細胞核和DNA，進而活化細胞酶組織，增強生命力。

天然水是弱鹼性水，是符合人體營養生存功能的「健康水」。做為維持人體健康的水，它的標準是十分嚴格的，首先，水源不能是城市中的自來水，而且要保持水源的安全，防止一切污染的發生，在加工時還要經過高溫消毒的步驟；其次，天然水對於礦物質和微量元素的含量也是有要求的，PH指標也完全比礦泉水、純淨水更嚴格；最後，天然水不能經過公共城市用水或市政供水系統，因為任何的化學處理都有可能改變它的水分子結構，進而削弱它的保健作用。

天然水的要求嚴格完全是因為它具有其他水不能比的優點。首先，它的硬度適合人體吸收，其中還含有很多的礦物質和微量元素；其次，天然水是弱鹼性水，PH值比一般的純淨水和礦物質水更符合人體標準。並且，它氧氣含量也很高，水的生理功能就相應增高。長期飲用有益於人體的營養吸收。

在世界上，天然水的總量能達到13.6億km，其中海水佔主要部分，能夠達到97.3%，冰川和冰帽，江、河、湖泊等地表水，地下水也佔有相應的比例。

天然水的分類

1.按硬度來分

（1）低硬度水：硬度為 1.0 mmol/L 以下。

（2）一般硬度水：硬度為 1.0-3.5mmol/L。

（3）較高硬度水：硬度為 3.5-6.0mmol/L。

（4）高硬度水：硬度為 6.0-9.0mmol/L。

（5）極高硬度水：硬度為 9.0mmol/L 以上。

2. 按含鹽量來分

（1）低含鹽量水：含鹽量為 200 mg/L 以下。

（2）中等含鹽量水：含鹽量為 200-500 mg/L。

（3）較高含鹽量水：含鹽量為 500-1000mg/L。

（4）高含鹽量水：含鹽量為 1000mg/L 以上。

3. 按硬度與鹼度的關係來分

（1）非鹼性水：水中總硬度大於總鹼度。

（2）鹼性水：水中總鹼度大於總硬度。

（3）碳酸鹽型水：水中暫硬大於永硬。

（4）非碳酸鹽型水：水中暫硬小於永硬。

13 純度極高的水：超純水

超純水是一種純度極高的水，它需要採用預處、反滲透技術、超純化處理以及後級處理，經過多級的過濾達到將水中的導電介質幾乎完全去除，並且使膠體物質、氣體及有機物降低到標準程度。

超純水源於美國，是科技界為了研製超純材料（半導體原件材料、奈米精細陶瓷材料等）而製成的，它主要應用了蒸餾、去離子化、反滲透技術或其他適當的超臨界精細技術。超純水不含有雜質，也沒有病毒和細菌等有害物體，而且更加沒有人體所需的礦物質和微量元素，一般不可直接飲用，因為會吸出人體中很多離子，所以對身體是有害的。

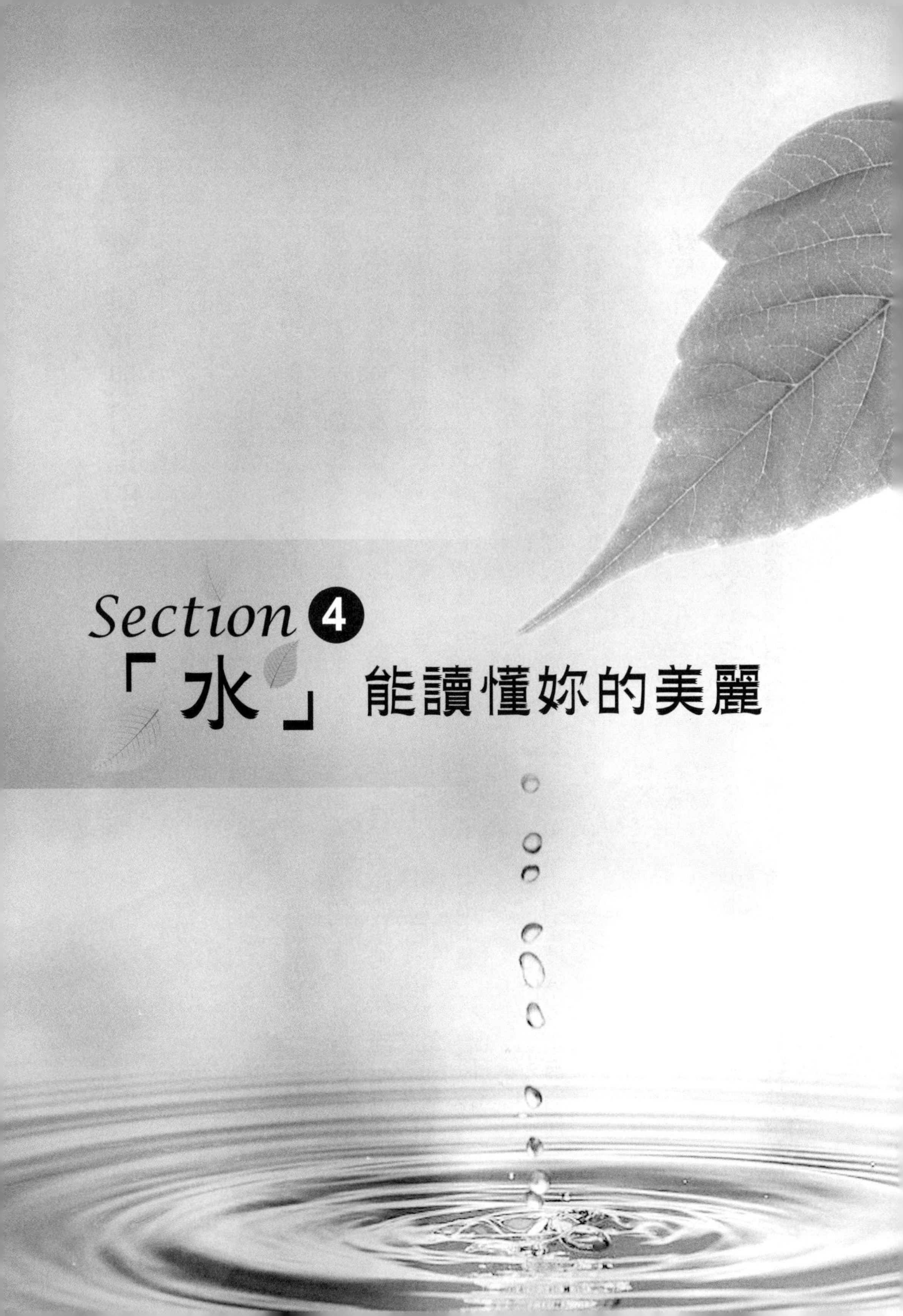

Section 4 「水」能讀懂妳的美麗

1 純水肌打造的祕密

現實生活中，紫外線的危害無處不在，最直接的影響就表現在對皮膚的侵蝕上。長時間的電腦輻射、無處不在的空氣灰塵、源源不斷的汽車排氣……等都會對肌膚存在危害，因而出現了色斑、老化等皮膚問題，不僅影響著人的美觀，還會洩露年齡的祕密。妳是不是也在為選擇什麼樣的護膚品惆悵呢？是不是還在盲目迷信化妝品的遮蓋效力呢？但是，化妝品和護膚品並不能使妳對自己的皮膚完全滿意，因為皮膚的問題每天都層出不窮。這就需要我們從根源上來對抗紫外線和環境污染。

根據調查，目前在世界上最新潮的美容就是「水美容」。因為水的密度很小，生理活性很強，這些優點就能使皮膚更好的吸收水，使皮膚保持在水嫩狀態。

1、好皮膚喝出來

水對皮膚的作用十分重要，人的皮膚不能一日無水，水是皮膚光滑滋潤的祕密武器。水中不僅含有對人體的營養吸收，和血液循環的微量元素和礦物質，而且水價廉易行的特點，使得「飲水美容法」日漸受到人們的歡迎。

成年人一般每日的新陳代謝都會消耗掉大約兩千五百ml的水分，為了維持人體體液正常的平衡，除了每日的水果蔬菜之外，喝水也是重要的環節。具體就是每天保持飲水四、五次，每次喝一到兩杯。使水量保持在2公升以上，另外，早上起床的一杯水尤其重要，那是因為在休息了一個晚上後，水能幫你加速新陳代謝，消除身體中的廢物，使皮膚煥發水嫩和光彩，也減少了皮膚的負擔。

當然，要飲水也要飲對水，想要保持皮膚的健康就要喝好水，盡量避開類似於蒸餾水這樣的酸性水。要喝鹼性水，比如純淨水、礦泉水等。而且，想要使皮膚保持水嫩，也要選對水溫。盡量飲用溫開水，不僅可以使皮膚煥發光彩，同樣能夠增強免疫力。

同時，喝水不要喝「死水」，長時間放置的水，會讓水的品質受到影響。平日裡也可以喝適量的花茶、綠茶，這些飲料有加快人體體液循環的作用，能清除皮膚表層排泄物，保持皮膚濕潤。不過早晚的白開水並不能被這些飲料取代。

飲水美容的方式看似簡單，但是也要注意到以下的方面：首先，喝水不僅要在渴了的時候喝水，還要即時補水，皮膚才不會乾枯粗老。其次，在大量出汗時，應適當補充淡鹽水，充分彌補體液的流失；再者，飯後不要馬上飲水，胃液被水稀釋掉後，就會減退消化功能，不利於營養的吸收。最後，水分的補充應該循序漸進，一次補充大量的水不僅吸收困難，而且會使得心臟的負擔加重。

2、好皮膚洗出來

其實好的皮膚不僅僅要依靠各種名牌化妝品，美麗也可以用水洗出來，只要懂得巧用水，皮膚就會水嫩細滑。

在每天早上洗臉時，有的人習慣用水龍頭的自來水直接洗，這種方法看似臉已經洗的很乾淨，事實上，臉上的油漬並沒能得到清潔。科學的方法是用溫水和著洗面乳輕輕按摩臉部，然後再用冷水輕拍臉部，這樣的溫水冷水交替法，可以令你的皮膚喝飽水。

在每天晚上準備睡覺時，可以用熱毛巾敷在臉部，再配以面霜的塗抹，不足半月，皮膚就會光滑亮麗起來。另外，在洗澡時，用水按摩臉部、脖子、胸部、大腿等，也能發揮出很好的護膚作用。最好用純淨水一週洗臉3～4次，可以補充皮膚的礦物質和微量元素。

皮膚好的女人，在哪裡都會吸引到人們的目光，想要被關注，就從打造純美的水肌膚開始吧。

水功美胸，做完美女人

在國外，一種「水功美胸法」開始流行。具體就是在沐浴時，讓蓮蓬頭中噴出的水噴射胸部，這種帶有壓力的水能預防胸部鬆弛，如果，再加以按摩，胸部就能更加健美。

2 每天都要喝的「七」杯水

我們常常聽到，要想美麗，每天都要喝八杯水。這樣才能補充人體的消耗。那麼，是不是每天喝七杯水就是錯誤的喝水美容法呢？其實，健康的喝水並不單單靠量來衡量的，不管是喝幾杯水，只要是在合適的時候喝合適的水，那麼妳也會變身一個水美人。而以下就是要介紹七杯水美容法，只要按著下面的安排，相信每個人就會離美麗更進一步。

1、早晨起來的第一杯溫開水必不可少，這杯水能啟動熟睡的身體，活躍身體的循環系統，而且，有利於身體排泄廢物。這杯水更是促進皮膚保濕，減少皮膚乾粗的黃金水。

2、在到達工作地點之後，第二杯水就需要補充，這杯水是一天工作的良好開始，能夠給身體帶來動力。如果，妳的皮膚也愛起斑點，容易黯沉，那麼可以少喝點有色飲料，多喝些清水，有助於皮膚排毒。

3、下午二點，是人體補充第三杯水的關鍵時刻。在胃液對食物進行消化之後，身體處在缺水狀態，此時補水，不僅能補充體液，還能啟動人體的細胞，增強人體的動力。

4、下午四點，第四杯水就要補充了，忙碌的工作須要靠水的力量來支撐，再加上空調的乾燥，補水是保持體力的好方法。

5、下午下班之前再喝一杯水，有助於身體的放鬆，同時有利於身體營養的循環。而且有助於面對下班後的車潮人潮擁擠時，再也不感到口乾舌燥。

6、晚飯前半小時，第六杯水能對人體控制體重發揮作用。這杯水會增強身體的飽脹感，還可以補充水分，稀釋胃液，增強對食物營養的吸收。

7、睡前的第七杯水，要嚴格控制在睡前的兩個半小時，在這段時間內，正常排尿，可以維持夜間的睡眠品質，再也不用面對半夜起來排尿的痛苦，同時可以避免第二天水腫和眼袋的現象，還給人一個好氣色、好面貌。

按照這個行程執行，不僅可以使每天的水分流失和補給保持在平衡狀態，還能啟動人體的動力，調節人體的正常生理循環，同時還能控制體重，減少皮膚的壓力，使得一天都保持在水潤狀態。如果，妳還在為妳的皮膚狀態不滿意而抱怨，還在為找不到合適的化妝品來解決皮膚的各種斑點黯沉問題，那麼，就按照這個行程來喝水吧。只要堅持下來，想不漂亮也很難。

一天八杯水的喝法

06：30 起床補水的第一杯，兩百五十ml的水，可以有效的解除腎臟和肝臟的毒素。

08：30 工作補水的第二杯，兩百五十ml的水，可以補充在起床和工作間流失的水分。

11：00 忙碌工作的第三杯水，可以補充身體需要的水分，放鬆情緒，提高工作積極性。

12：50 午餐後的第四杯水，這杯水對人的消化是一個助力作用，可以有效的增強胃功能。

15：00 代替下午茶和咖啡的第五杯水，這時可以喝一杯礦泉水，可以補充人體需要的礦物質和微量元素。

17：00 下班前的第六杯水，可以補充工作一天流失的水，發揮舒緩放鬆身體的作用。

18：00 飯前的第七杯水，此時的水可是能防止你大吃大喝，暴飲暴食。

20：00 睡前一杯水，促進好睡眠，同時要控制水量，避免影響睡眠品質。

3 四季飲水的美容攻略

人體在每個季節都會面臨缺水的問題，水分的流失在很大程度上會導致皮膚的各種問題，乾燥、黯沉、脆弱不斷地在皮膚上上演，想要保持皮膚水嫩，那就要在四季進行充分的補水。水分是保持美麗的重要元素，努力做一個嫩嫩的水美人吧。

1、春季，要給肌膚餵飽水

春季，是一個乾燥的季節，空氣濕度的變小，讓人的皮膚也面臨著乾燥無光，出現細紋甚至是脫皮等現象。暴露在外面的這樣的肌膚會使你的年齡突然增大，讓你的魅力大打折扣。對於這個問題，專家建議要以內外兼治的方式進行補水，只有這樣，才能改變春季戶外活動水分的流失，防止細菌和病毒進入體內。

春季喝水的要點就是細水慢飲。而且還要打消渴了才喝水的念頭。一般來說，春季的補水要每天攝取大概3升水，而且早上的一杯白開水是必不可少的。在春季喝水可以有效地降低身體的乾燥程度，促進血液的循環，排出體內的毒素。

在喝水時，也要注重慢飲，喝得太快是無法補充皮膚所需水分的，只會加重身體膀胱的負擔。值得注意的是，春季喝水最好少喝咖啡和飲料，因為這些水中的糖分會在胃中沉澱，不宜排出，進而增加身體的腎臟負擔。

很多人還會有這樣的疑問：即使我按著這樣的方式喝水，皮膚依舊會出現各種問題，是什麼原因？其實，在我們喝水補水的同時，容器比我們早先接觸到水，因此我們需要選對恰當的飲水器具，玻璃杯是最好的選擇。而且，飲水機在春季也需要即時清洗，避免細菌的滋生，進而影響到皮膚的品質。

春季的體外補水法

1、洗完臉後，不要完全擦乾水分，讓水慢慢進入肌膚，增強皮下脂肪的水分。還可以用化妝棉沾化妝水、礦泉水等輕拍臉部，讓皮膚滋潤。

2、春季要時時從外部給皮膚噴水。可以購買相關作用的噴霧來補充水分。如果沒有專門的溫泉水或礦泉水噴霧，也可在用礦泉水加入醋的方法自製噴霧。不要忘記的是一定要輕輕按摩才能達到最佳的補水效力。

3、春季乾燥的臉部可以靠熱水的蒸氣治療，在遇到熱蒸氣時，皮膚開始接受水分，乾燥緊繃的疼痛就會得到緩解。

4、春季一定要保持環境的濕度，在有效補水的同時還能防止感冒的發生。

2、夏季，合理補水才健康

夏季，本身天氣炎熱，會造成身體水分隨汗液排出，再加上運動過後會大量流失體液，這會導致人體在夏季總是感到口乾舌燥，渾身無力。在夏季，很多人常有這種錯誤，認為皮膚太油了，所以要靠去油的洗臉產品把油洗掉，才能使皮膚清爽。

其實，這種行為恰恰是錯誤的，油油的皮膚並不是水分過多，而且去油的產品並不能使皮膚像預想的那樣清爽，反而會更乾澀。皮膚為什麼會出油？專家解釋，皮膚上的油脂是因為毛孔中的水分缺失引起的，在夏季汗液的大量排出後，體內沒有更多的水分，油脂成了唯一可以滲透出的物質。由此看來，夏季補水很重要，皮膚的健康最重要的就是水的推動力。

炎熱的夏季，喝水是有方式的。那些口渴後一飲而光的牛飲方式不僅不會補充水分，還會加重心臟的負擔，在運動大量出汗之後，喝上一杯淡鹽水，可以有效的補充人體體液，也會擺脫越喝越渴的惡性循環。

再者，夏季出汗後切記不可馬上喝冷飲，因為冷熱的急遽沖撞會導致胃腸的痙攣。夏季汗液的排除有助於皮膚水分的有益循環，因而在大量排汗的夏季，補水充足是保護好皮膚水嫩的最佳方式。

大量出汗後如何飲水

經專家驗證，人在運動之後感到口渴並不是身體十分缺水的症狀，而是唾液量少而稠，嘴裡發黏，咽喉乾燥引起的感覺。這時喝水的正確方法是先用水漱口，滋潤口腔和咽喉，然後再分幾次慢慢喝水，這樣就不會導致一次喝的太多而引發水中毒。大量運動後，補充適量淡鹽水也是很好的方法。

3、秋季，喝水告別乾燥膚質

從夏季變化到秋季，皮膚將會面臨很多嚴峻的問題。氣候的變化，肌膚中的水會在十分短暫的時間內流失，再加上環境污染，紫外線的侵蝕以及空調的作用，臉總有緊繃的疼痛，皮膚總是脫皮，還有洗澡後皮膚發癢的現象時有發生，這些現象的出現是身體缺水給你敲響的警鐘。其實，要想改變這種狀態，保持水嫩的肌膚，充分補水是關鍵。

秋季，隨著天氣轉涼，人們開始選擇熱水，名曰養胃。其實這是一種錯誤的觀念，秋季如果飲用過熱的水會導致口腔、食道的發炎，長此以往更可能引發癌症。秋季還應該在白開水的基礎上多多飲用蜂蜜水，蜂蜜水有提高智力，增加血紅蛋白，改善心肌的作用，還可以美膚養顏，潤肺去火，減少秋燥對人身體的傷害。

另外秋季皮膚乾燥還與飲食有關，想要皮膚健康需要忌辛辣和油膩。可以吃番茄和胡蘿蔔來減輕皮膚乾燥的情況。在喝水的同時，也要即時用噴霧補水，內外兼備，秋季將不再乾燥。

自製面膜抗秋燥

1、**牛奶蜂蜜面膜：**一茶匙脫脂奶粉，一茶匙蜂蜜，一個雞蛋清混合，攪勻後塗於臉上約10分鐘。長期堅持使用可使皮膚細嫩清爽，特別適合乾性或敏感性皮膚的臉部美容。

2、**蘋果面膜：**蘋果去皮切塊，搗成泥狀，再加適量鮮牛奶後敷於臉上，10～15分鐘後用熱毛巾洗淨即可。隔天一次，20天為一療程。長期使用可使皮膚細滑白嫩，還可消除或減輕皮膚暗瘡、雀斑、黑斑症狀。

3、**蜂蜜檸檬面膜：**生雞蛋一個，蜂蜜一小匙，檸檬半個，麵粉適量，混合後攪拌成膏狀，敷臉後入睡，第二天用溫水洗淨。堅持使用有較顯著的防曬作用。

4、**維生素面膜：**維生素A、D各30粒，維生素E 50粒，將它們加熱至融化，撈出其表面的膠狀物，留下淡黃色的油狀液體，取適量鮮牛奶、蛋清混合在一起，放入冰箱的冷凍室中冷藏。每次使用時提前半個小時取出，塗在臉上輕輕按摩，10～15分鐘後洗淨。這個面膜營養又保濕，可常年使用。

4、冬季，補水也需鎖水

冬季相對於秋季來說，不僅雨少，而且乾燥，再加上冬天人們經常忽視防曬，還每日接受室內空調的洗禮，因而皮膚的乾裂、皺褶和脫皮現象也會更嚴重。冬季補水很重要，不管是不是口渴都要保持2～3公升的飲水，只有這樣才能使冬天的皮膚不乾。

可是，不停地喝水也會給人體的器官造成壓力，冬季補水有三個黃金點，第一就是起床時，晨起的一杯溫開水可以喚起熟睡中的器官，增強心臟的動力，之後可飲用半杯蜂蜜水，蜂蜜水是排除宿便的「潤腸劑」，在排空廢物的同時，也能發揮養顏的神效。

午飯前後是第二個黃金點，飯前的一杯湯能有潤滑食道的作用，飯後的一杯果汁能給身體消化食物的動力。在晚上睡覺前，牛奶可以緩解身體躁動，喝水也可以維持高品質的睡眠，進而保持一天的好氣色。

冬天補充水分重要，鎖水更重要。當皮膚接觸乾冷的環境時，喝再多水也於事無補，因為水分的流失是無處不在的。這就需要鎖住水分，減少皮膚與外界的直接解觸，最好使用鎖水力比較強的護膚品。同時，要盡可能保持所在環境的濕度，冬季加濕器也是必不可少的。

在冬天，缺乏水分不僅會讓皮膚處在危險的狀態，而且還會誘發感冒，實在不可忽視水的作用。

不同肌膚，冬日補水保濕大不同

混合型肌膚：一般年輕人多為混合型皮膚，T字部位呈油性，眼周和兩頰呈乾性。在護膚方面可以具體問題具體分析，不同區域不同護養。乾燥部分需要補水，除了養護還要使用營養豐富的產品。在偏油部分可以使用清爽護膚品。

乾性肌膚：乾性皮膚屬於易衰型肌膚，毛孔細小不明顯，易產生細小皺紋，對於外界溫度和濕度的反應最大，在季節交替時，最容易因為缺水而誘發皮膚問題。所以一定要未雨綢繆，保持水分的吸收。

中性肌膚：不乾不油，呈現白裡透紅的美感，膚質細膩，毛孔較小。但天生麗質若不注重保養，皮膚也會問題多多。擁有中性皮膚的朋友最該注重的是日常的保養，要維持規律的生活作息，時時保持皮膚的水嫩細滑。

4 「水美人」的全方位補水法

皮膚中沒了水分，就像乾癟的水果對人沒了誘惑力。現代女性，每天都要經歷很多污染，還有紫外線的傷害，美麗時時處在威脅中。水嫩的肌膚、粉潤的面孔是每個女性都想擁有的，只有補給身體足夠的水分才能達到上述的要求。

1、「內外夾擊」，做個健康水美人

想要保持皮膚的健康美觀，供給體內充足的水分是重要因素。喝水是內部補水最簡單、效果最好的方式。對於水質的選擇，白開水為最宜。不用飲料和咖啡來代替水是因為它們會把細胞中的水分吸收掉，出現越喝越渴的現象。

在量的選擇上，一天最好保持七、八杯水，分別在早中晚、飯前飯後、睡前等時間補充。值得注意的是，在每次沐浴或運動之後，身體中的體液大量流失，即時補水可以幫助身體恢復常態。喝水還可以去斑，減少粉刺出現的機率。

想要皮膚好，僅僅喝水是不夠的。還需要從外部補水。比如每天洗完臉後，用熱毛巾敷臉，隨身攜帶補水噴霧，還可以利用熱水的蒸氣給臉部補水等等。總而言之，皮膚的濕潤和水嫩需要全方位的配合，內外共同補給，維持完美肌膚。

2、「各個突破」，做個完整水美人

現今社會，完美主義者的女人們開始對自己吹毛求疵，不管在皮膚還是在五官，都追求三百六十度無死角的外貌。因此，各種標榜具有全方位美容效果的產品席捲了女性消費品市場。但是，往往這些產品的效力卻並不像廣告說的那樣，其實，水就具有美容劑的作用，它能帶給全身上下神奇的改變。

水在美顏潤膚的效果上十分明顯，在日常洗臉後，用手輕拍濕潤的臉部就可以保持濕潤，冰塊可以增強皮膚下的血液循環，及皮膚的彈力，用棉布沾水敷在臉上，會使皮膚煥發光澤。不僅在皮膚的保濕上水能發揮作用對於明睛也是十分有效，用白開水洗眼，會使眼睛明亮動人。水還可以美髮，在每次洗髮後，將髮梢浸到水中，可以改變分叉和斷裂的現象。

在日常生活中，時時往臉上噴白開水，對美膚有奇效。因為白開水在加熱沸騰時空氣已經被排出，這種缺氣水本身水分子的內緊力很大，也就能更好的進入肌膚，使皮膚保持水嫩。

由上可見，美麗離不開水，如果你對自己不滿意，那麼就從現在開始，做個真真正正的水美人吧。

水美人的護膚品

護膚品裡含有維他命成分，保濕效果會更明顯；夜晚是皮膚滲透力加強的時間，保濕精華產品可以使起床後皮膚更水靈。尤其是秋冬天，補水面膜不可少。而且，每週都需要用保濕品護膚，2～3次是最合理的。

5 妳想遠離「電腦皮膚」嗎？

隨著社會的發展，職業女性成為經濟推動力的重要力量。成為資訊化工作中的一員。但是，高新的科技也給職業女性們帶來了負面的影響，很多人為莫名其妙的痘痘、色斑還有皮膚膚質下降所困擾。

其實，這些症狀並不是憑空發生的，主要原因是很多女性在工作中受到電腦開機狀態的靜電輻射，再加上螢幕表面的塵埃和污物，這些粉塵落在皮膚上，自然會吸附皮膚本身的水分，還會造成痘痘滋生。久而久之，乾性皮膚就會越來越乾，油性皮膚就會越來越油，而且，在這些傷害下，人的眼睛也會越來越乾澀，黑眼圈越來越重，有的人甚至還罹患得光過敏，皮膚上佈滿小紅疹和紅斑。

想要遠離電腦皮膚首先要合理的擺放電腦，使電腦螢幕和自己保持在50公分到75公分的距離，然後要保持電腦螢幕的清潔，減少塵土的威脅，不論是否化妝，是否擦隔離霜，在半天的工作下來要洗手洗臉，下班後更要注意清潔。

在上述這些方法之外更要注重皮膚水分的補充，保持充足的水分攝取可以很好的緩解電腦皮膚的症狀。每天要維持在2～3公升的飲水量，它可以幫助人體增強新陳代謝，有效排除體內廢物。在喝足水的情況下，臉部清潔可以清除毛孔中污物，能使妳喝進去的水更有作用。

對於長時間使用電腦的人，應當盡量多飲綠茶，因為綠茶有很好的抗輻射作用。它的抗氧化作用，可以使皮膚處在被保護的環境中，有利於職場女性的皮膚養護。

電腦對人體的影響很大，不光表現在皮膚上，還會引發失眠、疲勞、頭痛等症狀。對於正在事業上升期的職業女性們，充足飲水是提防電腦皮膚的關鍵，也是青春魅力和工作朝氣的力量補充劑。簡單一杯水，遠離壞皮膚，妳還在等什麼呢？

預防電腦皮膚的小妙法

1. 在每日完成卸妝之後，利用浸過熱水的毛巾，輕敷臉部和眼部，可以促進臉部血液的循環，一般停留30秒左右。
2. 在每日清潔臉部後，可以舀一勺食鹽，加熱水溶解，將溶液敷在臉部，避開眼睛輕輕劃圈按摩，30秒之後用清水洗淨，這個方法可以使油性皮膚的人在洗完臉之後倍感清爽。乾性皮膚和中性皮膚也可以兩天洗一次，皮膚狀況也會得到很大改善。

6 當鹼性女人，成水嫩美人

對於女性而言，酸鹼度是平衡皮膚健康的晴雨表，當皮膚出現黯淡無光，濕疹遍佈，毛孔粗大，反覆出現青春痘等現象時，就說明妳的皮膚已經處在酸性的範圍了。但是，正常人的血液PH值應該在7.35～7.45之間，是弱鹼性的範疇，也是健康人的標準PH值。而當前大多數人的體質在長久的環境壓力和飲食壓力下都漸漸呈現酸性狀態，也就是常說的亞健康狀態。這種狀況之於女性來說，內分泌失調，體內荷爾蒙異常分泌就會使自身的免疫力下降，睡眠品質變差，皮膚出現嚴重問題。

現今，女性們也越來越知道飲水和美麗的關係，在水的選擇上也是有很高的要求，針對現代女性遇到的這些問題，很多商家打出了健康飲品，高維生素飲品等拯救酸性體質的概念，但是，實際上多數所謂被譽為「生命泉」的水都會大大增加人體的酸性。比如維生素C飲料會加深身體對維生素C的依賴，檸檬成分的果汁飲料會造成身體的酸度負荷加重。尤其是在夏季，大量的汗液排出造成鹼性電解質的大量流失。而過多補充酸性果汁飲品，將會使身體保持在酸度狀態，不利於身體健康，對女性的美麗也將大打折扣。

這也說明了，很多女性陷入了一個又一個的商家陷阱中，其實，能夠發揮到平衡身體酸鹼度的飲品，並不一定是富含維生素等能煥發光彩美顏的元素，反而是恰恰能夠補充人體鹼性的礦泉水最有效，因為礦泉水中含有豐富的礦物質和微量元素。這種水的水分子團不含有有毒物質，呈負電性和弱鹼性。尤其是活性水，在這些優點之上還有很強的溶解力，是現代女性健康美顏的明智選擇。

曾經被認為最簡單的喝水，現在漸漸成為一種學問。喝好水、喝對水可以美容養顏的觀念也深入人心，在選擇水上一定要注重身體的酸鹼平衡。要多喝鹼性的飲品，不斷增強體質，對女性來說，更是完美皮膚的第一步。

酸性女人的自測題

提問：妳是酸性體質嗎？

1，睡覺時間不短，起床總是容易愛睏。

2，晚上用盡各種方法都難以入眠。

3，總是很累，看到床就想睡覺。

4，工作總想追求速戰速決，沒有耐心，持久性差。

5，喜怒無常成為妳給人留下的形象。
6，不論在哪，蚊子卻總是光顧妳一個人。
7，皮膚問題此起彼伏，延綿不絕。
8，發燒或感冒成為家常便飯。
9，居然被醫生告知有高血壓、低血壓、肝臟病；還有糖尿病、腎病和痛風。
10，常常感到頭疼、腿痛、肩酸、腰酸，卻找不到因素。
11，陌生人第一次見面就給妳推薦減肥藥。
12，有胃病或胃潰瘍。
13，有過敏症或便祕。
14，有哮喘病、失眠症或神經衰弱。
15，每天食慾不振，吃飯沒有慾望。
16，一刷牙牙齦就出血。
17，一點點小傷口也會化膿。
18，手裡總有可樂。
19，無肉不歡。
20，無酒亦不歡。
21，喜歡甜食。
22，抽菸或抽二手菸。

結論得出了吧，你是健康女人還是亞健康女人呢？

7 用清水雕琢的完美璧人

現今，水已經成為美容養顏最新潮的方式，水的高活性能夠很好地被皮膚吸收，可以增強皮膚的水分，增加皮膚的彈力。

每一個愛美的女性，若想要美麗的容顏，就要學會用水保持好肌膚的訣竅，不想活在別人的諷刺中，就跟著下面的方式來做吧！

1、冷熱水交替，洗出好氣色

女人天生怕冷，再加上日常護理皮膚的化妝品很多，所以常常只選擇熱水洗臉，其實這種方法並不能帶來預想的好皮膚。現在的護膚達人經常提倡冷熱水交替洗臉，因為熱水可以洗掉臉上的油污，但是總是用熱水也會讓皮膚變得乾燥脫皮，對於乾性皮膚來說更是雪上加霜。而冷水可以促進血液的流動，增強身體血液的循環，使得肌膚保持長久的光澤和彈力。

2、用冷水按摩臉部

臉的水嫩不僅要靠著洗臉和好的護膚品，臉部的按摩也是必不可少的。在日常洗臉後，將食指、中指、無名指併攏，冷水沾濕，輕拍臉部肌肉，三十下左右即可，或者皮膚出現發紅發熱時就可停止。這個方法可以使毛孔中的污物得到清除，還能發揮緊縮毛孔的作用。可謂一舉兩得。

3、用水美遍全身，妳不知道的水密碼

別以為水只可以美膚，那妳就落伍啦！水的美容效果還能推廣到人體的其他部位。比如，白開水就有美睛的作用。長期用水洗眼，眼睛會更加明亮。另外，水還能美髮，和日常所見的護髮品不同，水是不含有任何化學物質的養護劑，洗髮之後，將髮梢浸泡於水中，頭髮就能得到充足的補水，以往的乾澀乾枯現象就能得到很大程度的緩解。在日常沐浴之後，可以在身體上噴上適量的水，這樣可以減少乾澀，使皮膚具有彈力。

一個聰明的女人，往往會用最少的資金打造最值得的好膚色，所以，只要用的巧妙，白開水也能變金水。

直接補水的璧人成就法

臉部補水除了增加皮膚角質的水分，還應該從外界直接吸收水分：

做法一：利用熱水的蒸氣軟化毛孔內的堵塞物，擴張毛孔和毛細血管，使水分子能進入皮膚毛囊，促進血液循環，減少臉部皺紋，成功幫你減齡。每天薰蒸時間是：乾性皮膚3分鐘，中性皮膚5分鐘，油性皮膚7～10分鐘。

做法二：用新鮮瓜果汁塗抹臉部。瓜果汁中含有的糖分、維生素和多種礦物質元素能夠在滲透壓的作用下進入表皮細胞，增強細胞水分，增強皮膚的彈性。但是瓜果多為酸性，所以一日不可使用過多。早晚各一次，塗抹一層為宜。可做睡眠面膜使用，免洗。

8 水美麗，從DIY開始

現今的美容，人們更加推崇的是自然和便捷。而每次在美容院消耗的資金也並不一定給妳帶來相應的受益。其實，想要美容，只要經常留意生活，就能發現很多美顏的小訣竅。

1、自製檸檬潔面水

材料：檸檬一個。

做法：將檸檬洗淨後放入榨汁機中，榨取汁液，將汁液過濾後倒進潔淨的容器。

用法：先用溫水濕潤臉部，再用檸檬潔面水清洗，用手輕輕拍打臉部幾分鐘之後用溫水洗淨。

功效：抗菌、消炎，清潔美白效果俱佳。

2、自製冬桑葉爽膚水

材料：冬桑葉20克、冷開水或蒸餾水一千五百ml。

做法：水煎冬桑葉十五分鐘後去渣取汁。之後，過濾汁液繼續煎熬。熬製一瓶藏於冰箱，每次洗臉，可將30ml的冬桑葉汁液倒入洗臉水中用來潔面。

3、自製洋甘菊蜂蜜爽膚水

材料：洋甘菊二湯匙、酒精1/2匙、蜂蜜1/2匙、密封瓶1個。

做法：

1、把洋甘菊放入鍋中，加入三杯水煮10分鐘，就能得到香草汁液。然後過濾，去渣。

2、把蜂蜜與酒精加人香草汁中，倒入密封瓶中，放入冰箱中保存。

美容功效：可滋潤肌膚，使皮膚水潤嫩滑，尤其適合乾性的膚質。

重點提示：密封瓶一定要經過煮沸消毒，晾乾後才可使用，最好在一週之內使用完，只適合擦在身體上，不宜使用在臉部。

4、自製黃瓜潤膚水

材料：黃瓜、蜂蜜、檸檬、蒸餾水。

做法：

1、準備一根小黃瓜，把它洗乾淨，先切碎再把它搗爛，使用過濾網把黃瓜汁過濾出來。

2、準備三茶匙的蜂蜜和三滴檸檬汁，然後取大約五湯匙的黃瓜汁，把它們混合在一起，攪拌均勻。之後加入兩百cc的蒸餾水，充分混合均勻。

3、把以上溶液裝進一個乾淨的窄口玻璃瓶裡，需要使用的時候，用化妝棉蘸取適量，輕輕拍打在臉上，直至營養被充分吸收。

重點提示：使用後要放到冰箱裡保存，為防變質，最好一週內使用完畢。

5、自製精油潤膚水

材料：精油、純淨水。

做法：

1、準備一百ml溫熱的純淨水，加入幾滴純精油。

2、攪拌均勻，靜置一、兩天，就可用來護膚。

重點提示：

1、自製潤膚水一定要用喝咖啡的濾紙過濾，每次搖勻使用。

2、不同膚質的精油配方：

正常膚質：薰衣草3滴＋茶樹1滴。

油性皮膚：檸檬3滴＋杜松1滴。

乾性皮膚：薰衣草3滴＋天竺葵2滴。
老化皮膚：乳香3滴＋薰衣草2滴。
敏感皮膚：薰衣草2滴＋羅馬洋甘菊1滴。
缺水皮膚：薰衣草3滴＋玫瑰1滴。

6、自製薰衣草茶樹潤膚水

材料：薰衣草精油2滴、茶樹精油1滴、35ml冷開水。
做法：將薰衣草精油和茶樹精油滴入冷開水中，均勻攪拌至完全融合。
功效：治療粉刺、痘痘，改善肌膚敏感、鎮定肌膚。

7、自製天竺葵佛手柑潤膚水

材料：天竺葵精油2滴、佛手柑精油1滴、35ml冷開水。
做法：將天竺葵精油和佛手柑精油滴入冷開水中，均勻攪拌至完全融合。
功效：控油、改善毛孔堵塞。

8、自製歐薄荷茶樹潤膚水

材料：歐薄荷精油1滴、茶樹精油1滴、35 ml冷開水。
做法：將歐薄荷精油和茶樹精油滴入冷開水中，均勻攪拌至完全融合。
功效：清涼爽膚、改善肌膚發紅狀態。

9、自製薰衣草洋甘菊潤膚水

材料：薰衣草精油1滴、羅馬洋甘菊1滴、30 ml蒸餾水、2ml蘋果醋。
做法：將材料放入碗中或者瓶中均勻攪拌至完全融合。
功效：改善肌膚敏感、鎮定肌膚。

10、自製薰衣草玫瑰潤膚水

材料：薰衣草精油2滴、玫瑰草精油1滴、30 ml蒸餾水、2 ml蘋果醋。
做法：將材料放入碗中或者瓶中均勻攪拌至完全融合。
功效：稍稍淡化疤痕。
要提醒大家的是精油不可長期使用，建議大家經常更換配方，不要始終用同一種。

9 為什麼你的皮膚出賣了你的年齡

日常生活中，我們常常見到上了年紀的老人依舊保持著十分好的氣色，而很多中年人卻因為氣色不好而常被誇大了年紀，這種尷尬的情形一旦發生就說明你的皮膚正在出賣你的年齡。很多人貿然的認為自己病了，需要補充各種營養的觀念都是錯誤的，其實，你只是缺水了。

國外的研究報告顯示，人常常在口渴之後才喝水，但是到了中年之後，身體的敏感度對「渴」帶來的信號很難接收，因而會使這個群體補充的水分不足，皮膚上就常常會出現皺紋，在無形中就會增加年齡的負擔。

中老年人多喝水可以預防皮膚老化，因為水的高活性可以提升身體的新陳代謝能力。值得注意的是，喝水也要選對時機，經研究表明，早晨起床的第一杯涼白開水可以補充晚上睡眠的消耗，稀釋血液濃度，減少血管阻塞的意外。

在飲水量方面，中老年人要視個人情況而定。營養師建議，果蔬熬製的湯、清茶還有淡鹽水和涼開水對中老年人這個群體是十分有益的。每次攝取的水分盡量保持在一定的標準，並且少量多次的飲用。

如果你還在為你的年齡尷尬，為自己的面容不滿，那麼，你什麼都不用做，拿起你的水杯吧！喝水可以減少皮膚皺紋，成功達到減齡的目的，還可以維持人體的新陳代謝，促進人體的正常作業。可見，水是不可多得的抗衰老劑。

中年人的護膚訣竅

1. 避免曝曬，尤其是夏季的上午十點到下午三點，強烈的紫外線會加速肌膚的老化，促進皮膚色素沉澱。要採取必要的防護措施，如戴遮陽帽、太陽眼鏡、穿長袖衫、塗防曬霜等。
2. 注意加強營養，多吃水果、蔬菜、水產品、硬殼類乾果食物（如核桃等）等抗氧化的食品。
3. 不可用鹼性皂洗臉，不應用水溫過高的水洗澡。
4. 每天保持足夠的水分攝取（一般每天不低於四大杯，每杯為兩百五十毫升）。
5. 經常塗抹一些油劑營養潤膚劑，使用時加以按摩。

10 日常勤補水，皮膚水汪汪

日常生活中，正常人每天的水量攝取應該在2公升左右，這些水不僅可以給皮膚帶來水嫩的狀態，還可以幫助人體維護日常的活動。但是當自己不自覺的大量補水，而肌膚表面無光，出現口乾舌燥，體力減弱、全身不適等，這其中的問題就說明，你可能已經在無形中脫水了。所以，不要等到口渴的時候才喝水，皮膚的黯沉多半是身體水缺失造成的，口渴了再喝水，很難將往日的好皮膚換回來，因此，一定要在一定的時間喝到一定的水，保持健康的飲水量可以發揮很好的排毒作用，讓皮膚一直保持在水水的狀態。

1、健康喝水行程表

你是不是每天一大早都感到口乾舌燥呢？是不是起床後感到全身乏力呢？這並不是病症的表現，很簡單，你只是缺水了。早晨的六點半，是人體甦醒的時刻，此時補充兩百五十毫升的水，可以啟動身體，促進新陳代謝，等半小時後的早餐吃完後，身體會煥發很強的動力，美好的一天就此開始。

在從家裡到達辦公場所的一路上，因為時間緊迫和情緒緊張，人往往會出現脫水情況，女性對此的表現更為明顯，如果長此以往，痘痘暗瘡就會慢慢滋生，影響美觀。所以，為了不出現這樣的情況，上班的第一件事情就是要飲下大概兩百五十毫升的水。另外在工作中，長期對著電腦，不僅會受到螢幕的輻射，影響臉部油脂的分泌，還會引發頭部發暈身體不適，此時喝一杯水，就能達到身體放鬆的效果。

在一天的工作後，身體已經發出了疲勞的訊號，而身體也要再一次經歷交通的考驗，這時的一杯水是增強體力的補充劑，必不可少。當然，睡前也要喝水，因為身體要經過一夜的消耗，水是最好的運輸工，也是皮膚休息和保養的上好方法。這樣下來，人體每天所需的水就能被即時補充了，身體也在水的作用下，富有活力和動力。而且還會悄悄地改變著你的皮膚狀態，使你成為了一個十足的水美人。不信你慢慢停下腳步，你是否發現水已將你改變？

2、喝水之外的輔助補水

每天正常的喝水量是女性們保持皮膚水嫩的基本方式，但是現今隨著環境的污染、汽車排氣，還有無處不在的紫外線的傷害，使得女性不得不找到其他的補水方式。人是水做的，女人更是水的化身，在日常生活中，及時的補水有益於皮膚的代謝，而噴霧成為每個女人都該擁有的武器，日常噴一噴，走路噴一噴，工作噴一噴，隨時隨地的補水更勝過高檔化妝品的作用。

另外，工作中也要多洗手洗臉，不僅能夠祛除臉部油污，還能避免輻射的深層傷害，防止皮膚的老化。在完成一天的工作後，泡澡可以加速身體血液的循環，水氣加上身體乳液的成分，使得水分長久地保持在皮膚之內，使膚質水嫩絲滑。當然，在日常飲食中，也需要關注到食物中的水分，女性們想要保持好膚色就要忌吃辛辣、油脂和高脂肪的食物，要多吃富含維生素的食物，多喝豆漿牛奶都能很好的補充身體的水分，發揮美白皮膚的作用。

對於女性來說，皮膚缺水，會無形中改變膚質狀態，乾枯的形象也會讓自己的自信心降低，所以，女性在日常生活中一定要即時補水，只有身體中的每個細胞都喝足了水，水嫩的肌膚就會出現，水美人的美稱也就不遠啦。

花樣水的排毒法

1、早晨的一杯淡鹽水

經過一夜的睡眠，身體中血液急需水的稀釋作用，淡鹽水能夠快速稀釋血液，促進身體循環，使身體能更好的吸收水分，進而達到滋養肌膚的作用。

2、晚上的一杯蜂蜜水

在睡前的一杯水，能給身體儲存夜間消耗的水分，而蜂蜜本身就具有滋潤養顏的作用，一杯小小蜂蜜水，可謂一舉兩得。

11 巧妙用鹽水，不做「熊貓俠」

現今不論男女，一到30歲就會出現黑眼圈、眼袋等問題，很影響美觀。而每天帶著一對黑眼圈又常常讓人感覺疲倦，沒有戰鬥力，重要的工作也可能會因此而與你失之交臂。

一大早起床，假使發現自己的黑眼圈和眼袋又重了，那你就要小心了，它們會隨著時間和工作的壓力慢慢加深，如果你不想變身成熊貓俠，就要早預防早治療，將苗頭扼殺在根源。

黑眼圈也是我們常說的「熊貓眼」，經常熬夜，情緒不穩定是黑眼圈的直接誘因，這些身體的變化會導致眼部疲勞、衰老，靜脈血管血流速度過於緩慢，眼部皮膚紅血球細胞供氧不足，靜脈血管中二氧化碳及代謝廢物累積過多，形成慢性缺氧，血液較暗並形成滯流以及造成眼部色素沉著，出現所謂的黑眼圈。

而眼袋也是由於長時間的疲勞引發的。想要緩解這些問題，除了日常多休息之外，還可以用鹽水來加速皮膚下的血液循環，增強眼部氧氣的補給，使得血管暢通，減少色素沉澱，也就在一定程度上緩解了眼袋和黑眼圈。

其具體做法是：用熱水將鹽溶解，浸入藥棉，敷在眼睛周圍，冷了換下再敷，只要堅持幾日，這些症狀就會得到一定的改善。雖然，主張睡前喝水，但是水分補充多了會引發的水腫也是眼袋出現的關鍵，所以，補水也要有一定量的限制。

當然，鹽水雖然能解除黑眼圈和眼袋對美觀的危害，但也並不是萬能的。這種方法只對於短時間出現的病症有作用，如果你已經被這些問題困擾良久，就需要其他的方式一起來發揮作用了。

黑眼圈調理三妙招

一、眼部按摩：

1．攢竹（眉頭之間稍淺的凹陷）：用大拇指按住兩邊的穴位，按摩手法有點像把兩個穴位向一起推。

2．絲竹空（眉尾部分稍稍凹陷的部位）：用中指或者食指慢慢地、輕輕地向內側推揉。

3．太陽（眉梢和外眼線連線處向外一公分處）：用中指按住穴位輕輕地向臉部中央推揉。還可在眼睛周圍皮膚上塗上眼部按摩霜或眼部營養霜，用無名指按壓眼尾處、球後（下眼眶中外／處）、四白（下眼眶中內／處）、眼明（內眼眶角內上方）、魚腰（眉正中）、迎香（鼻翼外側），每個穴位按壓幾秒後放鬆，連續做幾次。將中指放在上眼瞼，無名指放在下眼瞼，輕輕地由內眼眶向外眼眶輕拉按摩，連續數次。再用食指、中指和無名指指尖輕彈眼周一圈。

二、敷眼法：

馬鈴薯片敷眼：馬鈴薯刮皮、清洗後，切成釐米的厚片。將馬鈴薯片敷在眼上約5分鐘，再用清水洗淨面部。切記不可使用長芽的馬鈴薯。

三、食療：

芝麻、花生、黃豆、胡蘿蔔、雞肝、豬肝等食物含大量維生素A的食物，有助於消除黑眼圈。此外，還可以用枸杞和紅棗泡製枸杞茶。

12 補水是脣部護理的重要功課

脣部，一直是愛美女性的護理重點，也是女性們美化自己的關鍵部位。可是，同樣的一支口紅在不同人的嘴上卻出現了不同的效果，有的光鮮亮麗，而有的讓人大跌眼鏡。究其原因，是因為脣部護理的差距。脣部本身沒有皮下脂肪腺，也就無從分泌油脂和水分來讓脣部保持水潤，進而使脣部出先乾燥脫皮的現象，而這樣的嘴脣塗抹任何的口紅對外表的改變都是無濟於事的。想要獲得一張會說話的嘴脣的關鍵就是給脣部補水。

脣部補水的關鍵是要喝足水，現實生活中，有的人天生不愛喝水，還有的人在特定的環境中就會口乾舌燥，這些都是需要脣部補水的人群。

在工作生活閒暇之餘，喝一杯白開水，神奇的滋潤效果就會發生，柔軟的脣就不再是遙不可及的夢想。而不喝水的脣部會影響一個人的整體形象，讓脣部的細胞喝足水，到哪裡都會贏得讚賞。

當然，脣部護理，也需要喝水之外的方式。人們可以多食用含水豐富的食物和蔬菜水果，即時補充嘴部的乾燥感，還可以在身邊常備一支護脣膏，不僅能夠幫你保持水潤脣部，還能防止紫外線的輻射，避免脣部色素的沉澱。對於脣部十分乾燥的人，還可以配以用熱水浸過的毛巾熱敷，一般在睡前敷上10到20分鐘，可以很好的促進血液循環，讓嘴脣保持水嫩自然。

另外，不要認為夏天不用補水，除了其他三季的乾燥，夏季也需要補水。常在空調室內和電腦前工作的上班族，脣部護理實為重中之重。在外出、旅遊或游泳的時候，應該塗上一層具有防曬效果的潤脣膏；在空調列車及飛機上等乾燥環境也同等需要。潤脣不但要有季節概念，還得有環境概念，只有真正掌握護脣全方位概念的人才能擁有一張水嫩的嘴脣。

護脣的錯誤動作，你中了幾個？

1、口渴了，隨意舔脣

日常很多人都認為舔脣部就可以使口脣上有水分，從而減輕乾裂症狀。其實，舔脣只會帶來短暫的濕潤，結果往往越舔越乾，越乾越舔，形成一個惡性循環，這是因為脣部本身的水分會隨著舔脣的動作而快速蒸發。長期的舔脣，還會造成嘴脣周圍皮膚粗糙變厚，十分影響美觀。

2、經常撕掉嘴脣上的乾皮

當人處在口乾舌燥時，嘴脣的乾裂就會引發脫皮現象的出現。但是，乾皮在嘴上實在有損美觀，可是也不能輕易的撕掉，因為這很可能會造成脣部出血，增加嘴部疼痛。正確的方式是用剪刀慢慢剪下翹起的皮，這樣就可以保持脣部健康了。

3、潤脣膏越抹越乾

生活中，很多人發現自己買的潤脣膏並不能保持脣部的濕潤，反而是越來越乾了。究其原因，是因為這些廉價的脣膏中存在過多的油脂和蠟。會十分影響脣部的代謝，造成脣部的乾燥。潤脣膏主要成分的具體功效為：

凡士林：較滋潤而不滲透，能長時間留在嘴脣上。

薄荷：有清涼和消炎止癢的作用。

樟腦：有消炎、鎮痛和幫助傷口癒合的作用。

羊毛脂：一種很有效的潤膚劑。

蘆薈：有防曬、潤膚、保濕和去斑的功效。

維生素E：可防止皮膚粗糙、開裂、出現斑疹、皺紋和粉刺等。

只要熟悉了上述成分的功能，就能挑選一款適合自己的脣膏了。

13 打造臉部三百六十度無斑點的祕方

現代社會，人們面對的紫外線越來越多，也因此，身體中的色素會越來越沉澱在皮膚中，再加上每天的日曬，色斑就成為人們的一大困擾。市場上也有各色各樣去斑美白的產品，但是多數都是噱頭大效果小，讓人不能滿足。其實，經過專家研究，最高效的去斑方式就是喝水，水的活性可以促進人體的新陳代謝，排除黑色素，從而有助去斑。但是，色斑也不是喝水就可以達到祛除效果的。不科學的喝水不僅不能去斑，對身體也是有害的，甚至會造成身體的水中毒。那麼如何透過喝水去斑呢？

1、清晨補水不利於去斑

清晨的一杯水可能讓你的身體新陳代謝加快，促進身體中廢物的排泄，讓你的氣色好起來。但是清晨的第一杯水也是因人而異。那麼，早晨怎樣補水才更健康呢？一般來說，消瘦、膚白、體質寒涼的人，早晨不適合飲用低於體溫的牛奶、果汁或冷水，可以換作溫熱的湯、粥。早晨空空的腸胃也不適合喝鮮榨汁，最好配合早餐一起食用。另外，早晨補水忌鹽，濃濃的肉湯、鹹鹹的餛飩湯都不適合早晨，這些不僅會增加體內饑渴的慾望，還會在無形中增加色素的沉澱，導致色斑的出現。

2、看不見的水也可以去斑

也許有人會說，周邊總有很多平時不愛喝水的人也不長斑，是不是喝水去斑都是無稽之談呢？其實，他們雖然沒有適當喝水，但是在日常食用的食物也含水，比如米飯，其中含水量達到60％，如果是粥，含水量更多，另外，多吃水果也可以去斑，因為蔬菜水果的含水量一般超過70％，即便一天只吃五百克果蔬，也能獲得三百～四百毫升水分。多吃看不見的水，有助於身體的吸收和排泄，這樣也能使血液循環更流暢，色素也就不會輕易地沉澱下來造成色斑了。

3、利水食物有利於去斑

斑的出現在於體內滯留了過多的色素，是日常排泄不清的產物。而所謂利水食物是指能增加身體水分排泄的食物，如西瓜、咖啡、茶等利尿食物，還有粗糧、蔬菜水果等含有膳食纖維的食物，還有帶有辛辣刺激成分的食物，這些食物多數都能達到排泄人體廢物、平衡人體體液的作用。身體暢通了，色素自然就無法滯留，斑也就沒有出現的可能了。

4、去斑產品的去斑陷阱

我們都知道斑的形成是因為身體缺少水分，黑色素容易沉積導致的。飲水過少還容易發生便乾，甚至便祕，皮膚很容易長斑。可是單單補充水分對膚質和膚色的影響也是有限的，所以現今有很多標榜去斑的飲料，其實這些產品的效果往往差強人意，故而，在選擇去斑的飲品時，不要被單純的廣告所迷惑。

自製美容去斑水，去斑效果大不同

1、自製黃瓜米湯去斑水

取大米一百克、鮮嫩黃瓜三百克、精鹽2克、生薑10克。將黃瓜洗淨，去皮去心切成薄片。大米淘洗乾淨，生薑洗淨拍碎。鍋內加水約一千毫升，置火上，下大米、生薑，武火燒開後，改用文火慢慢煮至米爛時下入黃瓜片，再煮至湯稠，入精鹽調味即可。

一日二次溫服，可以潤澤皮膚、去斑、減肥。現代科學研究證明，黃瓜含有豐富的鉀鹽和一定數量的胡蘿蔔素、維生素C、維生素B1、維生素B2、糖類、蛋白質以及芥、磷、鐵等營養成分。經常食用黃瓜粥，能消除雀斑、增白皮膚。

2、自製去斑木耳湯

取黑木耳30克、紅棗20枚。將黑木耳洗淨，紅棗去核，加水適量，煮半個小時左右。每日早、晚餐後各一次。經常服食，可以駐顏去斑、健美豐肌，並用於治療臉部黑斑、形瘦。本食譜中的黑木耳，在《本草綱目》中記載可去臉上黑斑。黑木耳可潤膚，防止皮膚老化；大棗和中益氣，健脾潤膚，有助黑木耳祛除黑斑。

3、自製檸檬冰糖去斑汁

將檸檬攪汁，加冰糖適量飲用。檸檬中含有豐富的維生素C，一百克檸檬汁中含維生素C可高達50毫克。此外還含有鈣、磷、鐵和B族維生素等。常飲檸檬汁，不僅可以白嫩皮膚，防止皮膚血管老化，消除臉部色素斑，而且還具有防治動脈硬化的作用。

4、祛雀斑的番茄汁、胡蘿蔔汁

蕃茄汁：每日喝一杯蕃茄汁或經常吃蕃茄，對防治雀斑有較好的作用。因為蕃茄中含豐富的維生素C，被譽為「維生素C的倉庫」。維生素C可抑制皮膚內酪氨酸酶的活性，有效減少黑色素的形成，從而使皮膚白嫩，黑斑消退。

胡蘿蔔汁：將新鮮胡蘿蔔研碎擠汁，取10～30毫升，每日早晚洗完臉後，以鮮汁拍臉，待乾後用塗有植物油的手輕拍臉部。此外，每日喝一杯胡蘿蔔汁也有去斑作用。因為胡蘿蔔含有豐富的維生素A原。維生素A原在體內可轉化為維生素A。維生素A具有滑潤、強健皮膚的作用，並可防治皮膚粗糙及雀斑。

14 水是最省錢的減肥藥

我們常會聽到很多肥胖的人在抱怨，怎麼辦，我喝水都長肉。其實這是一種錯誤的觀點。因為水本身不含任何熱量，熱量值是零。所以，喝水並不能給身體帶來多餘的脂肪，只有喝帶有糖的飲料，或是自身排水機能出現問題的人，才有可能使體重增多。

水是天然的食物抑制劑，但是卻很少有人知道水與減輕體重的重要關係。在人的身體中大概60～70％是由水組成的，水的作用可以延伸到生活中許多基本的功能。當身體缺水時，大腦很可能誤將「渴了」的信號發成「餓了」的信號。因此，缺水也可能導致吃的過多。在無形中增多了脂肪增長的可能性。

如果你每天沒有攝取足夠量的水，身體會感覺到饑餓，這是你身體中的器官在發出渴的訊號。在日常的時候，要注重補水，一定不要錯把口渴當饑餓。另外，水還可以促進人體的新陳代謝，假若一天攝入五千毫升以上的水分，水就可以多消耗身體的熱量，減少身體的脂肪，降低體重。

而中醫減肥的方式往往是透過身體的自我排毒，但是水分也會隨著毒素一同排出。所以，減肥期間要多喝水。喝水不僅不會發胖，還能補充新陳代謝中失去的水分，有利於體內廢物的排出。當體重減輕的速率加快，或因為運動量大而出汗過多的時候，喝水就更為重要。

基於以上的說明，水是人體最好的減肥藥，每天利用水的攝取和食物中水的汲取能夠讓肥胖人士體內增加排尿量，對美體健康都有著重要的作用。

可見，在日常生活中為了控制體重而不喝水的觀念是錯誤的。人體中沒了水的參與，脂肪就不會分解，毒素也很難排出。但是，水的攝取量也要限制，最好保持在正常人量度上，否則很可能會引發水中毒。

15 水要怎麼喝才能減肥？

在排除了喝水增加體重的錯誤觀念後，日本的醫學專家也明確了水對脂肪的燃燒作用。人體中含有大量的水就會增加人體新陳代謝的能力，可是，水的補充也要有科學的指導做前提，牛飲式的灌飲不僅不能達到減肥的目的，而只會增加心臟和肝臟的負擔。所以，飲水減肥也要慎重。

其實，從清晨起床的水就對你的減肥展開了考驗。很多人在經過一夜的睡眠之後，因為身體中置存著火氣，所以會選擇冰水來消火。這種做法不僅會傷害腸胃，還會打亂人體的代謝。正確的做法是：溫開水最為合適，它可以加速體內的暢通，減少身體的負擔。

飯前半個小時之內和飯後一個小時之後是喝水的最好時間，因為在吃飯的時候，喝水會造成大腦中的血糖不足，不利於身體健康。而飯前的水可以幫你抑制食慾，飯後的水能消耗多餘脂肪。

當前，日本流行一種「家庭主婦」喝水減肥法。一般的方式是每日喝下至少3公升的檸檬水，其中1公升水中加入半粒檸檬原汁，放置在冰箱冷藏之後口感更佳。在此基礎上配以每天十五分鐘的運動，利用排汗排泄廢物，就會達到減肥的功效。而另一種慢功型喝水減肥法也有很好的減重效果，這種方式就是要大量的攝取水分，吃味道淡的食物，用餐前一定要喝水，吃飯時也要細嚼慢嚥，多吃蔬菜，一旦吃飽就不再進食，這樣下去，一個月也能瘦個幾公斤。

如果你還在為了減肥嘗試各種減肥藥，為了減肥做運動做得精力疲憊，不妨在這個休息的短暫時間，好好喝上一杯水，神奇的瘦身效果也許不久就會實現。

輕鬆減體重，每天必選的喝水三個時間點

1、清晨減小腹：在早晨起床後，可以喝一杯白開水或帶有纖維素的水，可以幫你促進新陳代謝，將腸道中廢物排泄，減少小肚腩出現的機會。

2、餐前減胃口：在餐前飲用一杯水，可以降低身體的饑餓感，就能達到減少食物攝取量的目的，輕鬆維持體重。

3、下午減贅肉：一到下午，身體在工作了一個上午後呈現疲憊狀態，此時正需要補充身體能量，而這時喝一杯水，可以抑制吃零食的慾望，減少增加體重的罪惡感，也能慢慢消減身體的贅肉。

16 喝水一月，瘦身有奇效

在上面幾節我們已經證明了喝水能減肥的事實，可是減肥畢竟是一件艱難的事情，一定要配合合理的時間表才能夠得到好的執行。經過專家的研究，在一天中有四個關鍵點都對想長期達到減肥效果的人有效。只要在這四個時段能按照建議飲水，那一個月輕鬆瘦身的夢想也就並不會遙不可及了。相反，如果你還沒有下定決心減肥，三天打魚兩天曬網，那再怎麼喝水也會徒勞無功，而且還會造成水腫的可能。

我們一直強調早晨起床的第一杯水的重要性，那是因為人的整個狀態在早晨表現的最真實，想要一天精力充沛，就要關注清晨的第一杯溫水。這杯水可以幫你的身體大腸做一次大掃除，可以幫你輕鬆減去肚腩。

當然，在午飯時候的水也是很關鍵的，飯前半小時的一杯水能夠幫你降低食慾，而飯後一小時的水能幫你補充身體水分，這些都能達到維持體重的作用，但是切記在吃飯中間不要喝水，因為水會稀釋胃酸，減慢食物的消化，想達到減肥的效果往往會事與願違。

現代人生活在工作的壓力下，尋求各種減壓方式。而下午茶就成為最被捧場的減壓手段，可是食物的熱量又往往讓減肥的美女們進退兩難。如果實在抵擋不住食物的誘惑，那就在辦公室周圍噴些花香的噴霧，在這些香氛的環境裡，想要進食的慾望會慢慢被淡化。

在一天工作之後，就到了每天的晚餐時段。很多追求減肥的女孩往往對晚飯避而遠之，經常把自己餓的七葷八素。其實，這是一種錯誤的做法，不僅不會達到減肥的效果，還會損傷你的腸胃。正確的做法是在晚餐時攝取足夠的蛋白質和蔬菜，配以餐前的一杯水，你是不是發現已經有飽脹感了呢？既可以正常飲食又可以實現減肥的目標，這就是水減肥的奇效。

減肥的正確做法是不要再迷信各種藥品和產品，因為你的身體很可能會被吃壞。如果懂得利用喝水減肥，那離苗條之日就不遠了，最重要的還是身體會很健康。

17 妳準備好在月子期間，恢復完美身材了嗎？

在傳統的觀念認為，女人在坐月子期間不要喝水，而老一輩也是常常提醒媳婦或是女兒喝太多的水會變成大肚婆。那麼，這些傳統的觀念是科學的嗎？

經過醫學的驗證，剛生產後的媽媽是不能大量飲用白開水的，因為在懷孕期間，孕婦身體的40％都是水分，在懷孕期間也通常都帶有水腫現象，所以當月子期來臨時，要想快速瘦身就不能服用過量的水，尤其是紅糖水、鹽水還有湯，紅糖水不僅會損害孕婦的牙齒還會使她們的身體過多排汗而愈是虛弱，可能會導致貧血和其他一些常見的流行病。

而過多的鹽，會阻礙身體中水的排泄，水分的滯留不利於新媽媽的身材塑形。如果在產婦剛剛生產之後就補充大量的湯品，容易使得奶水分泌過多，導致乳房發脹，影響正常哺乳。

針對這種情況，很多地方都有各自的對策。廣東人就以湯補形，而台灣人就吃麻油雞酒，而隨之出現的各種月子湯也是被廣泛捧場。其實，各地人的這些做法也說明了，月子期間忌喝水，那麼，坐月子怎麼才能在成功塑身的情況下補足足夠的水分呢？

中醫給出的建議是多增加雞湯、魚湯和牛奶等蛋白質的攝取。可以多吃山藥、薏仁來幫助產婦利水，減少身體浮腫狀態。另外，還可用荔枝殼煮水代替白開水。而在市面上流行的月子水還有米酒水，其實除去酒的一點濃度之後，也就只剩下添加劑和水，根本沒有廣告宣傳的效果，而且還很可能導致身體的更加水腫。

對於女性來說，「產後坐月子」是一個調養自己體質非常重要的黃金時期。坐月子期間，適量水的攝取，保持積極的好心情，這些都會對女性的身體有著良好的養護作用，也能在很大程度上達到減肥瘦身的目的。

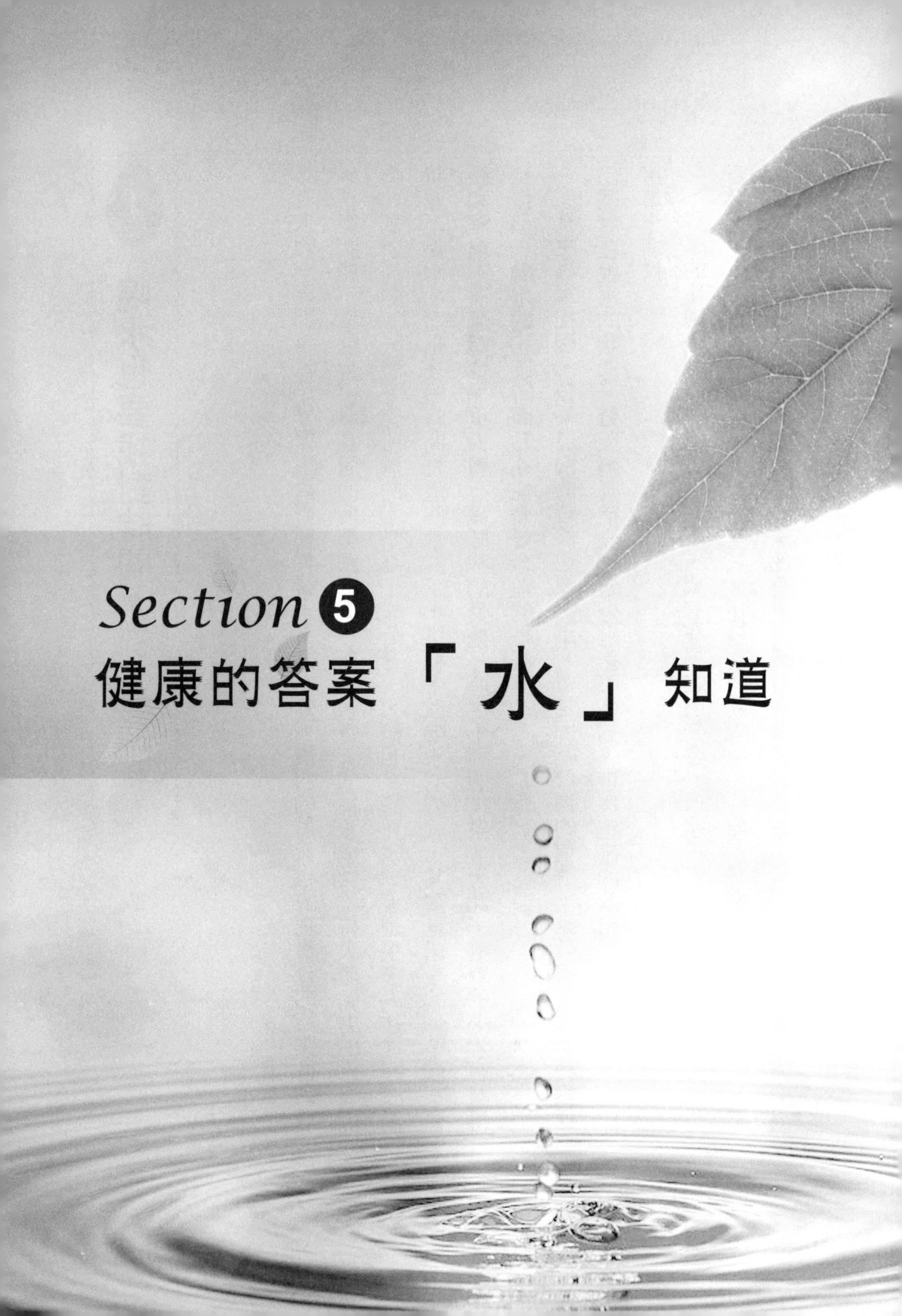

Section 5
健康的答案「水」知道

1 喝水也要找對時間？

人的一天因為工作學習生活需要耗費大量的水分，體內的體液也會在水分的流失後到達不平衡狀態，這就會引發身體的疲勞和不適。所以，每天的補水成為維持人體動力的重要因素。眾所周知，人體一天所需的水是2～3公升，大概七、八杯水，但是很多人往往在口渴時並不喝水，而是在短時間將這些水飲下，這種牛飲喝水的方式，其實是錯誤的，不僅不會緩和解渴，而且還會加重人體心臟肝脾的負擔，產生不利的後果。因此，科學的喝水應該得到提倡，喝水的正確時間點往往需要合理的控制。

養生專家提醒，在不口渴的時候也要喝水。這是因為口渴的信號一旦發出，人的身體就已經處在脫水的狀態。每天需要補充的水分是差不多的，選擇正確的飲用方式往往讓水的作用事半功倍。

科學的建議是一口一口慢慢飲下，或者在喝之前先含一口水再慢慢咽下，總之，喝水不要操之過急，以免帶入胃中大量的空氣。在日常的飲水中，一個小時喝一杯水可以很好的平衡身體體液，促進血液的順暢循環。如果喝水過於疏散或過於集中，就會誘發人體尿液的異常，不利於身體的正常運作。

在吃飯時，千萬不要為了抑制食慾而喝太多水，正確的方式是在飯前半小時飲下適量的水，這些水能夠促進胃腸功能的活化。而飯後不建議馬上喝水，因為此時喝水會稀釋掉胃液中的胃酸，會降低消化功能，阻礙營養的吸收，進而引發食物在腸胃的堆積。

另外，在睡覺前也是一個補水的好時間，在臨睡前半小時到一小時，喝下大概四百五十毫升的水，可以有效的促進睡眠，維持皮膚的代謝。醫生不建議過多補水是因為睡眠品質會因為頻繁起床入廁而降低。當然，在睡醒之後，經過一夜的新陳代謝，身體需要被啟動，大腦也需要清醒，此時的人們就需要補充足量的水，以維持人體一天的正常活動。如果你是每天必須熬夜加班的人群，那麼在夜間的補水也是十分重要的。若睏倦時，可喝咖啡或茶水之類的刺激性飲品來提神，可是也不要為了刺激而自行增加濃度，否則會對脾胃造成傷害。

可見，傳統的喝水觀念需要改變，喝水也不再僅僅是為了緩解口渴，而是成為一種養生，挑好時間、調對時間喝水是維持身體健康最自然的方式。

2 你知道你中毒了嗎？

日常生活中，我們常說喝水的好處。但是水也不能多喝，因為這很可能會引發水中毒。在西方，發生過「飲水比賽」中死人的現象，而這些死者多數是因為水量攝取過多而中毒致死。正常情況下，健康人不會發生水中毒，因為它是在人體攝取了過量水分而產生脫水低鈉症，這種中毒不同於皮膚接觸毒物引發的身體傷害，而是因為身體必要物質過多引發的。主要表現為視線模糊、噁心、頭痛、煩躁、肌肉抽搐等，嚴重時還會造成身體器官功能的降低，其中最危險的就是腦水腫。

一般來說，水中毒致死的機會非常低，只有攝取過量的水才可能引發此現象。比利時的科學家就指出，如果每天攝取4～20公升的水，那人體的神經系統就會受到影響，如果更多，那必然導致大腦神經的不平衡，最嚴重時會導致死亡。經過計算，只有當人體的腎臟在利尿速度超過每分鐘16毫升時，過剩的水分就會膨脹細胞，水中的鹽分流失殆盡，最後造成鈉缺失，引發中毒。所以，當飲水時，要充分考慮到水的量，適量的水可以降低中毒的機率。

而且，當外部環境發生變化時，身體也會隨著環境變化而改變體內水分的量。如果只是單純補水，並不顧及到鈉的補充，那麼細胞中存在再多的水也無益，反而會加大中毒的風險。

既然我們已經瞭解到水中毒的主要原因是鈉元素的缺失，那在生活中鹽分的補充也應該得到關注。這就需求人們在飲食中適量的補充鹽分，就可以輕鬆防禦中毒的發生。

具體來說，為了預防人體體液中鹽分的大量流失，可以在大量出汗之後，喝一杯淡鹽水，這個方法非常適合夏季，因為炎熱的天氣是排汗最多的季節。或者可以在日常飲食中多注重鹽分的攝取。另外，平時在喝水的同時也可以喝一些帶有電解質的飲料。這些都是可以幫你遠離中毒的妙法。

因此，當人體的饑渴系統發出信號時，千萬不要忽略，同時也不要補充過多的水量。專家建議，喝水要適可而止，不要喝水上癮，否則，很可能會誘發中毒現象。

3 吃藥為什麼要喝水？

在現實生活中，很多患者在服用藥物時並不喝水，一是可以快速的吃藥，期望快速發揮效用，二也節省了倒水的時間。那麼這樣的做法是否正確呢？答案當然是否定的。國內每年都有許多人因服藥不當就醫，其中喝水不當和不喝水的就佔有很大一部分，那麼為什麼吃藥需要喝水呢？而吃藥會不會減弱藥效呢？

一般來說，服藥時飲用水是為了便於吞咽，因為有的患者每次會服用大量的藥物，沒有水的輸送作用很難下嚥。可是如果不喝水，那麼藥物很可能在食道中滯留，觸發食道炎症，病變嚴重時還可能會引起出血。並且，吃藥喝水並不是只為了輸送藥物，同時，適當的水是保持藥物藥效的重要因素。因為，水能夠促進藥物在人體中的溶解。水量越多，藥物的溶解程度就越大，身體對藥物的吸收能力也相應變大。而當飲水不足時，藥物就會刺激胃黏膜，嚴重時誘發胃潰瘍。而很多藥物因為本身帶有刺激性，所以在服用時多喝水可以保護人體的腎臟，減少身體器官的負擔。

值得注意的是，吃藥喝水也要注意方式。在服用西藥時，尤其是刺激性的藥物，送藥的水水溫應保持適中，這是因為太熱的水會將藥物黏附在食道，藥物中存在的化學成分，長時間殘存下去很可能引發食道癌。

在服用膠囊時，需喝到三百毫升以上的水，而且要保持低頭的動作吞咽，可以減少藥物黏著食道的可能。當服用沖劑等中藥時，因為本身它就屬於湯藥，所以在服用後，只要再喝一百五十毫升的水就可以達到很好的藥效。

另外，在不同藥效的藥物面前，對水的要求也十分高。比如，像在吃六味地黃丸、金鎖固精丸、四神丸、黑錫丹、大補陰丸、左歸丸、左磁丸、虎潛丸等治療腎虛的藥物時，對水的選擇就很獨特，你能想到它用鹽水服用更有效嗎？中醫講究藥引和藥物的配合，而此時溫熱的淡鹽水就承擔了藥引的使命。而食鹽本身味鹹性寒，有清火、涼血、解毒的作用。可引藥入腎，幫助這些藥物直達病變之處，更好地發揮補腎的作用。

隨著社會的發展，各種營養水在市面上引起很大的捧場。而礦泉水因為富含礦物質和微量元素成為一般大眾最常見的選擇。但是，對於患者來說最好不用礦泉水服藥。這是因為，其中存在一些礦物質和金屬離子，例如鈣，對有些藥物也會有影響。比如四環素類抗生素、阿侖膦酸鈉等藥物就嚴禁與鈣製劑一起服用，所以盡量不要用礦泉水送服。

可見，水對於藥物有十分重要的作用。患者們一定要改掉以前不喝水的習慣，按照正確的喝水方式，藥物才會發揮到最大的作用。

熱水碰不得的六種藥

生活中，常常有人不相信白開水的服藥效果，一味的追求水越熱越好，殊不知，某些藥物會因為水的溫度發生化學反應從而降低了藥效的結果。

一、助消化類：如胃蛋白酶合劑、胰蛋白酶、多酶片、酵母片等，均含有助消化的酶類。酶是一種活性蛋白質，遇熱後會凝固變性。

二、維生素類：例如其中的維生素C不穩定，遇熱後易被還原、破壞，而失去藥效。

三、止咳糖漿類：急支糖漿、複方甘草合劑、蜜煉川貝枇杷膏等，是將止咳消炎成分溶於糖漿或浸膏中配製而成的一類藥物。患者服用後，糖漿或浸膏覆蓋在發炎的咽部黏膜表面形成一層保護膜，便於快速控制咳嗽，緩解症狀。如果用熱水沖服，更易降低糖漿的黏稠度，影響保護膜的療效。

四、活疫苗：如小兒麻痺症糖丸，含有脊髓灰質炎減毒活疫苗，服用時應當用涼開水送服，否則疫苗滅活，不能發揮免疫身體、預防傳染病的作用。

五、含活性菌類：含有乳酸活性桿菌、地衣芽孢桿菌、糞鏈球菌和枯草桿菌、嗜酸乳酸桿菌和雙歧桿菌⋯等益菌的藥物。此外，酵母片等藥物均含有用於防病治病的活性菌。遇熱後活性菌會被破壞。

六、清熱類中成藥：中醫認為，像發燒、上火等燥熱症狀，應採用清熱之劑治療，此時不宜用熱水送服。用涼開水送服則可增加清熱藥的效力。

4 你能夠判斷處在脫水的第幾環嗎？

正常人的身體就像一個飽滿的梅子，裡面有充足的水分可以讓它顯得新鮮、飽滿，而梅子一旦脫離了樹枝，就失去了水分供給的泉源，隨著風吹日曬，梅子中的水分會逐漸蒸發、散失，直至梅肉乾枯。其實身體的一些症狀都是輕度或重度脫水引起的。到底何謂脫水呢？

脫水是指人體大量喪失水分和Na^+（鈉離子Na^+是人體非常重要的電解質，它對維持人的生理代謝與正常功能發揮非常重要的作用），引起細胞外液嚴重減少，而同時又得不到即時的體液補充，造成新陳代謝障礙的一種現象，這種症狀嚴重時會造成人的虛脫，甚至有生命危險，必要時只能靠輸液補充。

當身體產生脫水時，會有一定的症狀。當身體輕微脫水時就會出現：黏膜乾燥、微感口渴、脈搏速度正常、無明顯原因的疲勞、身體發熱、急躁又沒來由的易怒、沮喪、不滿足、睡不安穩、尿液深黃色等。到達中度脫水時：黏膜相當乾燥、口渴、脈搏速度加快但弱、性急易生氣、無法長時間集中精力、尿液暗黃色。等到達重度脫水時，黏膜就如同紙般相當乾燥，會出現口渴、昏睡、脈搏速度加快但弱、呼吸急促、無尿液與淚水、休克和皮膚蒼白等。

根據這些表現，一般就可以輕鬆判斷脫水到什麼程度，然後再配以相應的治療。

在運動中，脫水也是經常存在的現象。因為運動的過程中會大量流失體液，這時就要能夠瞭解自己身體的脫水地步，從而即時的補水。運動專家研究得出，對於一個體重五十公斤的人來說，當出現一般的口渴感覺時，身體已經出現了0.5公斤的脫水。到達1公斤時，嚴重的口渴，沒有食慾、不舒服、壓抑等症狀就會出現。脫水1.5公斤會出現少尿口乾的狀態，此時身體中的血液已經濃縮。

脫水2公斤時，伴隨體能的開始下降，人的情緒開始急躁、欲睡、冷漠和噁心，情緒不穩定，皮膚也會因此發紅發熱。當到達2公斤時，人的注意力已經開始渙散，很難集中。而在身體失去體溫的調節能力，並且伴隨著心跳與呼吸的加速，那麼不幸的事情是你已經脫水了3公斤。到達4公斤時，人就會頭暈、乏力、青紫、語言不清和邏輯混亂。5公斤的脫水後，人的肌肉會發生痙攣，身體不平衡，精神錯亂和語言障礙等。此時，人體已經到達脫水的邊緣，如果達到7公斤以上，生命也將走到盡頭。

可見，不能忽視水在身體中的作用，不要任由脫水的發生，否則後果不堪設想。

5 早晨鍛鍊身體前的水，你忽略了嗎？

當今社會，人們開始追求養身健體，適當的運動成為大多數人的選擇，而早晨鍛鍊身體也成為很多人養成的良好生活習慣。每天早晨，在各大廣場和街角的空地，都會有健身的龐大隊伍，甚至公園的樹木間隙也常常有揮劍出拳的人群。但是，又因為本身的活動是適量的而且不劇烈，所以汗液的排出也很少，結果造成很多人忘記在早晨鍛鍊身體前喝水的結果。也許你不禁要問，我並沒有失去水分為什麼還要補充，會不會造成水中毒呢？

答案是否定的，因為人體在經過一夜漫長的睡眠之後，由呼吸和器官散發的水分會流失，再加上人體的排尿，所以身體其實是處在缺水狀態的。在這種情形下，人體的血液含量明顯不足，血液循環能力減弱，微循環凝滯，尤其是高血壓患者會很容易出現心血管疾病的突發。如果此時早晨去鍛鍊身體，身體會因鍛鍊活動的加快，汗腺就會增加分泌，皮膚的毛孔也會張開，更嚴重的是會加重心臟血管的負擔。而早晨鍛鍊身體前的一杯水雖然微不足道，卻可以改變這些不利的因素。水分的即時補充，能給身體提供所需的營養元素，使身體的各項技能得到啟動，血液循環正常，血液中的氧氣含量也會明顯增加，能夠增強身體的運動力量。

在早晨鍛鍊身體開始前，水分就應該得到提前補充，可以在喝水前先用淡鹽水漱口，在早晨鍛鍊身體開始前15～20分鐘內飲下大約一百五十～三百毫升的白開水。需要注意的是，此時的水要緩慢飲下，以不感到胃脹為宜。在運動中間，最好採取少量多次的喝水方法，運動中每15～20分鐘補水一百五十～兩百毫升，這樣既可即時保持體內水的平衡，又不會增加心肺和胃的負擔。而在早晨鍛鍊身體中，運動專家並不建議運動過量，適量緩慢的運動才能符合身體的節奏，太大的活動量很可能引發脫水，導致排汗率、血漿量、心輸出量、最大攝氧量、工作能力、肌肉力量和糖原含量等下降。而一次飲大量的水，也會導致身體某些器官受損。

陰霾天不適合早晨鍛鍊身體

相關醫學專家提醒民眾，灰霾天氣會影響身體健康，造成呼吸道的感染，在大霧天氣應多飲湯水，有晨間運動習慣者，最好暫停早晨的身體鍛鍊，或選擇在下午和黃昏時分做戶外鍛鍊。

6 旅行中，你們想在野外喝到淨水嗎？

現在，野外的旅遊愛好者越來越多，在深山裡探險的人不計其數，有經驗的人都知道，在野外取得可飲用的水是一個大難題，所以很多人都只能節制自己渴的慾望，盡量堅持到最後。但是在野外這種惡劣的環境中，有很多人因為口渴付出了生命的代價，為了避免這種悲劇的發生，同時也為了旅遊者自身能夠在野外中成功求生，就需要掌握野外取得飲水的方法。

水是人體生命得以維持的關鍵物質，尤其在野外，純淨的水能幫助人們度過緊要難關。但是，在大自然中的水又是各式各樣的，有的水能做為救命的甘露，而有的水卻能將人送入死亡的深淵，那麼究竟什麼樣的水才能做為飲水呢？這需要我們先弄清大自然中的各種水都是怎樣的。

自然界的水源一般有四種，分別是地表水、地下水、生物水和天上水。地表水主要是江河、湖泊和溪流等水源。地下水就是井水、泉水和地下蓄水。一般把在植物中存在的水分稱為生物水，比如仙人掌、竹子、仙人蕉等中間就富含了很多水分。而天上水就是指自然降水如雨水和雪水，融化的冰塊也屬於此類。

各種水源的水都有不同的屬性，像雨水、井水和泉水、溪水都能夠直接飲用。但是有的水就需要對之進行必要的淨化，在野外求生中有一個簡單的，但行之有效的方式：在可以找到的容器中鋪上一層細礫石，然後鋪一層沙子，一層炭粉，盡量多重複幾次，層數越多越好，每層約2.5公分厚。若是沒有沙子可以用已有的細礫石取代。然後，可以在容器之下鑽孔，以此過濾淨水。還有一個簡單的方式就是在水源半米處挖出一個淺坑，清水就會在一定時間內滲出，就可以飲用了。當然，為了喝進身體的水更加健康，水也要經過必要的消毒和殺菌。

一般使用的消毒方式是煮沸，在海平面，至少煮沸1分鐘；在海拔較高的地方，隨之海拔的身高，煮沸時間要相應提升。一般每增高一千公尺，煮沸時間可增加3～4分鐘。另外還可以經過藥物消毒，可以選取二氯磺胺苯甲酸、碘化物等化學消毒劑。放入後，靜置十五分鐘就可以達到消毒目的。而殺菌的方式也是多種多樣的，現在國內外流行的方式就是淨化水藥片，一般情況下，一片藥片可以淨化一升清水，2片可淨化1公升濁水。加入藥片後需靜置三十分鐘方可使用。

在野外生存時，常常會面臨找不到水源的難題。因為在惡劣的環境下，水會對生存有著至關重要的作用。能夠尋找到水源應該是每一個野外求生的人需要掌握的基本技能。

其實，歷史上的很多故事可以給我們尋找水源的靈感。比如春秋戰國時期，齊國在一次大戰之後得勝回師，但是因為饑渴難耐，無法行進。大臣隰朋向齊王建議說：「聽說螞蟻夏天居山之陰（北），冬天居山之陽（南）。蟻穴附近必定有水，可令兵士分頭到山南找蟻穴深掘。」齊王聽了建議，果然找到了水，救了全軍。

由此可見，水源的存在總會洩露蛛絲馬跡，當處在被困住而無援，且無水可喝時，多觀察一下鳥獸蟲等經常活動的地方，也許得救之道就在其中。此外，還可以透過植物的生長判斷水源的存在，如見到馬蘭花、狼尾草等植物群，就可斷定那裡不太深的地方有淡水。一般在地下水埋藏淺的地方，泥土潮濕，螞蟻、蝸牛、螃蟹等常活動於此；冬天，青蛙、蛇類動物喜歡在此冬眠；夏天的傍晚，因其潮濕涼爽，蚊蟲通常在此成柱狀盤旋飛繞。

在野外，雨水也是一個好的水源。下雨時，可用雨布塑膠布或空罐頭盒、杯子、鋼盔等容器收接雨水，容器要放在乾淨的石頭上，盡量避免地上的物質濺入到水中。

當在野外難以找到可靠的水源時，可以利用植物中的水來淨水。比如仙人掌、霸王鞭，可以將其搗爛磨碎，攪拌三分鐘後再靜止十分鐘，濁水即能澄清。

而且在自然界中，地面水流經地域很廣，一般情況下很難保證水源不受污染。如果河川的石塊有異常的茶紅色或黃色，此處河水不喝為好。若沒有魚類或其他生物棲息，就更要慎重。另外，最好不要飲用從雜草中流出的水，而以從斷崖裂縫或岩石中流出的清水為佳。

最後，我們還要警惕清水的陷阱，因為自然界中的很多水看似清潔但是卻很可能危急人的生命。一九四三年二月在緬甸作戰的英國特種部隊在叢林中行進三百多公里，因為水的問題，短短兩個月時間，就有三分之一的隊員死亡或患病而不能繼續前進，最後英軍不得不取消預定的遠程滲透作戰。因此，我們一定要學會辨明水質，最簡單易行的方式就是根據水的色、溫度、味道和水跡來鑑別。純淨的水特點是淺時無色，深時泛藍。淨水一般無味，有異味的水一般受到了污染，要謹慎使用。此外還可以用一張白紙，將水滴在上面晾乾後觀察水跡。清潔的水無斑跡；有斑跡，則說明水中雜質多，水質差。

野外喝水的合理飲用

有經驗的旅遊者都知道，在飲水緊缺的情況下，合理的安排飲水會對生命的保持有著至關重要的作用，這就要講求喝水的科學性。正確的飲水方式是：一次只喝一兩口，然後含大口中慢慢咽下，過一會兒感覺到口渴時再喝一口，慢慢地咽下。切記不要大口飲水，因為在野外水的浪費會對生命安全會有威脅。一般的衡量標注是一標準水壺（0～9）水量，可使一個人堅持6～8小時，甚至更長。

7 運動場上，誰是你體力的補充劑？

人在運動中，會排出大量的汗水，水分也會因此流失，當失水達到一定程度時，血液會變得黏稠，散熱和運送能力下降，心臟血管的壓力增大，身體會出現大量的脫水。如果運動中沒有進行充足的補水，而在運動過後也沒有補充，那麼身體的脫水會更加嚴重，影響人的身體健康。

運動中的脫水會在很大程度上影響心臟和肌肉的正常運作。鍛鍊時如果身體中缺水，心臟的動力就會減慢，血液的循環就會變慢，心臟就不得不加快收縮以供應腦部需要，缺水給心臟造成的壓力很大。

另外，在運動中缺水，肌肉正常動作的氧氣也會不足，營養物質得不到補充，身體中的熱量也無法散發，體溫就會升高。可見，在運動前補足水分是十分重要的。同時，也不要忽略運動中間的水分供應。

人在鍛鍊過程中，水分會伴著汗液大量流失，長期缺水會導致身體體溫過高和循環衰竭，最嚴重可導致人體的死亡，因此，我們經常可以看到在馬拉松的比賽中，路邊會有給運動員補水的站點。當然，在運動之後補水也是必要的，在運動過程中，身體一直處在緊張狀態，身體血液的循環加快，喝下適量的水可以緩解這種狀態，還可以順暢身體的排汗。但是，運動之後的飲水不主張大量快速補充，這樣會導致身體中水和鹽分的流失，正確做法是先用水漱口，再慢慢飲下。

值得注意的是，在運動中補水也是有方法的。運動過程中，身體會流失大量的鹽分，人會出現盜汗、乏力、肌肉抽搐、發冷、噁心，甚至失去意識的狀態，這需要在運動中喝水解渴的同時補充足夠的鹽分。適量的鹽可以刺激身體的飲用量，幫助水分的吸收和利用，發揮快速平衡體液的作用。而且在運動過程中，我們常常會在大汗淋漓後喝下冰涼的水，其實這種做法是錯誤的，冷水會讓胃部出現痙攣，重者還會發生昏厥。而平時所感覺的喉嚨、胃部的收縮也是身體在高熱時遇冷所發生的，為了避免身體的不適，運動之後補充溫開水最為健康。

由上可見，運動會耗費大量的體力和身體中的水分，只有在運動的過程中補足適量的水，人才能在運動鍛鍊的作用下有個好體魄。

8 為什麼這些水，準媽媽不宜喝？

一般來說，準媽媽在懷孕期間，需要水來幫助身體運送營養，清理腸道。但是，因為孕婦的特殊性，喝水也是有特殊要求的，有些水準媽媽是打死也不能喝的，比如：千滾水、沒有燒開的水、老化水、蒸鍋水還有汽水飲料等。那麼同樣是水，為什麼孕婦就碰不得呢？

千滾水其實就是日常生活中沸騰了很長時間或是經過反覆燒沸的水，因為被多次加熱，水中的亞硝酸根和砷等有害物質的濃度就會增加，對於常人來說，這些物質會導致人體的高鐵血紅蛋白減少，影響人的胃腸功能，出現腹瀉、腹脹等，還會造成身體缺氧，引起神經、泌尿和造血系統病變，重者會昏迷驚厥，甚至死亡。如果孕婦不慎飲用，很可能會威脅到體內的胎兒。

孕婦也要切記不喝未燒開的水，因為自來水中的氯會和水中殘留的有機物結合成「三羥基」的致癌物質。它會在很大程度上改變孕婦體內環境，甚至導致胎兒的危險。

老化水也是孕婦應該避而遠之的水，這種水又被稱作「死水」，因為長期未被更換，所以亞硝酸鹽等有害物質會隨著儲存時間的增加而增多。這種水的危害很大，未成年人會因為細胞代謝減慢而得不到健康生長，中老年人很可能被誘發癌症，而對於孕婦來說，本身身體就屬於脆弱期，亞硝酸鹽的毒性也會影響的胎兒和母體的安危。所以，日常生活中，在熱水瓶中貯存超過24小時的開水就不要喝。

另外，在蒸饅頭蒸魚等用過的水，孕婦也不能飲用，這些水在蒸的過程中亞硝酸鹽濃度急遽上升，進入母體後，會造成身體中毒，進而影響胎兒的健康。

值得注意的是，孕婦也不能喝汽水。因為汽水的攝取會造成人體鐵元素的消耗，會造成母體出現貧血狀態。另外，太冷的飲料可使胃腸血管痙攣、缺血，出現胃痛、腹脹、消化不良。胎兒對冷刺激敏感，使胎兒躁動不安。而且這些飲料中的咖啡因會造成幼兒的發育不良和遲緩，準媽媽一定要避而遠之。

準媽媽是一個特殊的群體，肩負著傳遞生命的重任，在懷孕期間一定要慎重的選擇飲品，給自己的母體還有胎兒經營一個健康的環境。

9 你知道老年人臉色紅潤的祕密嗎？

你有沒有注意過這樣的問題，同是老年人，為什麼一個臉上佈滿皺紋，而另一個卻臉色紅潤？為什麼一個體弱多病，而另一個健康活力？除了自身天生具有的體質因素外，又是什麼影響著一個人的衰老節奏呢？

國外的一項科學研究發現，科學的飲水可以抑制皮膚皺紋的生長，緩解人的衰老。水的含量直接影響著身體的年輕程度，因為在中老年後水的攝取會遠低於青年時期。水分減少隨之而來的就是皮膚的乾燥，沒有彈力，皮膚皺紋增多。身體的新陳代謝從而降低，身體的各項器官得不到營養成分，進而出現器官功能的老化和退化。根據對長壽村的研究專家更確定了水的養身防衰老作用。水的活性能更好的運送身體各處所需的營養成分，說水能防衰老，其實一點也不假。

但是老年人喝水也要有時間安排，因為老年人的器官的生理功能已經減退，「渴」的刺激已經不如年輕時強烈，喝水的慾望就會降低，長此以往，就會導致身體脫水，危及生命。因此，根據老年人的生理特點，專家們給出了補水合理的時間點，這三個時間分別是：睡前、半夜和起床。

睡前的一杯水是老年人身體健康的重要保證，它可以降低血液的稠度，促進血液的順暢循環，減少半夜出現血管疾病的可能。而半夜通常會出現老年人心肌梗塞和腦梗塞的情況，喝些水可以幫助體液的平衡，降低死亡的危險。

在起床之後，經過一夜的睡眠，血液的濃稠度也很高。喝一杯水，可以化解濃稠的血液，促進血液的流動，有效的防治腦血栓和心肌梗塞等疾病。在日常生活中，老年人也要適量補水，以少量多次為宜。

在選擇水上，老年人也有特殊的選擇。好的水在很大程度上比保養品更有效，老年人的水保健主張早上一杯鹽水，晚上一杯蜂蜜水。早上補充鹽水是因為鹽有清熱、涼血、解毒的作用，能夠調和五臟，消宿物，增強體魄，並且可以去除失眠的現象。雖說老年人喝淡鹽水有一定的養生作用，但是對於患有高血壓的人喝鹽水會增加血壓的高度，而晚上，尤其不建議老年人飲用鹽水的原因也就在於此，血壓的升高常給老年人帶來生命危險，所以，鹽水要慎喝。

對於蜂蜜水來說，由於它本身補中、潤燥和消毒解熱的作用對老年人出現的脾胃虛熱和消化不良、肺燥乾咳都有治癒作用。在每天睡覺之前取10～20毫升的蜂蜜，用溫開水調服，不僅健脾而且益氣，還有緩和口腔潰瘍的作用，是老年人養生的重要物質。除此之外，生薑水也有延年益壽的作用，經專家驗證，生薑有抗衰老的作用，它能夠抵消氧化作用，使人體生命力更加充沛。而歷史上孔子也說過「薑能通神明，去穢惡」的話。

當然，水能夠幫老年人延緩衰老，但是水對老年人來說攝取過多也是不健康的。大量快速的喝水會對人體的心臟、腎臟的壓力增加，尤其是老年人，本身的身體已經衰退，應該盡量避免飲用太多，專家建議，少量多次是最健康的。

10 愛尿床的孩子就不能喝水嗎？

現實中常有這樣的狀況，媽媽們會抱怨，孩子都這麼大了還在尿床。而為了制止住孩子的這個壞習慣，很多家長刻意的限制孩子飲水。其實，這個觀念是錯誤的，這樣的做法會造成孩子身心健康受到傷害，對治療也會有著消極作用。

醫生指出，引起這種病的最常見原因是精神因素，例如受驚、過度疲勞、來到新環境、不正確的教育等。在正常的生理狀態下，當膀胱的水已經充盈到一定程度就會向大腦發出訊號，引起大腦皮層的興奮，指導身體將尿排出，而經常尿床的孩子，長期的習慣使得排尿成為一種自然反射，所以也就無法憋住尿。對此正確的做法並不是限制喝水，因為水中含有很多的礦物質和微量元素，是身體動力的補充劑。而且，孩子本身就處在生長發育期，身體中需要的水比成年人更多。水分的存在對孩子的發育是個重要的因素，再輸送體內營養的同時，可以幫助孩子體內廢物的排泄。如果正在此時缺少水的補充，那麼不僅不會治癒尿床，還會影響孩子的健康成長。

對於孩子尿床不能透過單純的限水來治癒，還要靠精神上的安慰，讓孩子不要有心理壓力。另外，可以適量的鍛鍊孩子憋尿，慢慢改變尿床的習慣，學會控制自己的身體。在孩子要排尿時，讓其憋片刻，以鍛鍊膀胱的收縮能力。這個方法有利於改善膀胱的功能，增加膀胱的儲水量，這樣尿床的情況就會有所改善。

在保持白天充足飲水之後，在下午4時以後可適當控制孩子飲水量。晚飯不宜給孩子吃水分太多的蔬菜和水果，也不宜吃過鹹的食物而增加口渴的慾望。如此這麼做後，狀況還在繼續嚴重的話，那就需要去專門的機構進行治療。

11 你知道水嫩寶貝的絕招嗎？

對於嬰兒來說，水是它們身體的重要組成部分，水的營養價值對嬰兒的成長作用不容忽視。但是，現在的父母只注重營養素的輸入，注重蛋白質、脂肪和碳水化合物的攝取。卻忽視了水的價值。另外，還有很多人認為母乳完全能替代水也是錯誤的。

為什麼健康的寶寶要喝水呢？這時因為水中含有很多的礦物質直接關係到嬰兒的健康。水中富含鈣鐵磷氟等元素，可以幫助寶寶健康成長。水中含有的鈣可以調節心跳及肌肉的收縮，使血液更具凝結力，同時鈣對寶寶的骨骼和牙齒的形成有著至關重要的作用。而水中的氟做為構成牙齒的主要部分，從六個月到16歲的兒童每日日均應攝取一定的量。如果，寶寶沒能攝取足夠的氟元素，牙齒和骨骼就會變形。

同時，水中的磷可以維持寶寶身體的酸鹼平衡。當然水中還含有豐富的鐵、銅以及鉛元素。鐵是人體血紅素的主要組成元素，在幼年時缺少鐵會造成缺血性貧血。而銅和鉛雖然是有毒物質，但是人體中也須要微量存在。水中的含量足以維持人體的需要。可見，水中的營養價值一點都不比市面上的健康食品少，與其還在精挑細選保健食品，不如在日常生活中給寶貝攝取適量的白開水。

但是，父母們也要注意，一定不要給寶貝攝取過甜的水，甜水會使孩子腹部脹滿，產生消化不良的症狀，還會誘發食慾不振、噁心和嘔吐腹瀉等。同時，寶寶也不能喝陳放太久的水，久存的水在接觸空氣受到氧化的作用，會導致細菌的滋生，甚至產生有毒的亞硝酸鹽。另外，冰水也是寶貝們萬萬不能碰的，太涼的水會引發寶寶的腸痙攣，正常可飲用水溫應該保持在30度左右。

年輕的父母應該學會給寶貝選對水，當然也要選對給寶寶喝水的時間。在維持寶寶一天正常活動的補水前提下，起床時是寶寶補水的黃金時刻，此時的水是維持身體活動的重要物質。而以後的一整天只要少量多次的補充，保持孩子不會處在口渴的狀態就可以了。成年人喝水有時間禁忌，其實寶貝們也有，寶寶還在小的時候，身體的各項器官都不比成年人完善，存在的敏感度就大一些。寶寶們尤其不能在飯前喝水，因為這樣會導致胃液的稀釋，消化不良會導致食慾不振。正確的做法可以是飯前半小時給孩子進水。另外，睡前也不要飲水，頻繁的排尿會影響睡眠的品質，影響第二天的精神。當然，當寶貝表現出口渴時，父母也不能給孩子提供過多的水，以免加重心臟和腎臟的壓力。

你還在為你的寶貝挑選昂貴的保健食品嗎？還在為了寶貝的健康研究各種藥物嗎？其實，你可以停下手中的工作了。也許多給孩子飲入一些健康的水，效果就可能會比最昂貴的藥品更好、更天然、更健康。

12 水也能去除斑點，煥發光彩

隨著當今社會工作壓力的增加和生活中處處存在的污染，內分泌失調成為了大多數人難言的痛苦。尤其對於女性來說，色斑的出現嚴重影響了個人的形象還有心情。那麼，究竟能用什麼方法讓惱人的斑點消退呢？是用市面上流行的去斑化妝品，還是其他偏方秘聞呢？其實，色斑的問題水就可以解決。因為水的活性十分高，能夠有效地對抗紫外線的傷害，而且，水是調節內分泌最自然最天然的物質，它本身的微量元素和礦物質都是調和身體的法寶。

想要去斑煥發光彩，挑對水也很重要。蜂蜜水、生薑水、茶水和米湯水都是很好的去斑水。蜂蜜本身就是一種滋補養生的補品，它能夠潤肺去火，調節內分泌，幫身體排出體內毒素。同時，蜂蜜又是抗氧化的良品，能夠改善人的皮膚狀況，讓皮膚白嫩有光澤。因為色斑的產生就因為內分泌失調造成的自由基分泌過多，當自由基這種衰老因數作用於皮膚時，就會產生斑點。而蜂蜜的活性正是解除鏽斑的答案，不僅能達到煥發光彩去斑的效果，還能發揮養護皮膚的作用。

同理，生薑水中活性有抑制自由基的作用，尤其是它的辣薑素能夠削弱自由基的作用，生薑水的做法很簡單，只要在杯中放入適量的鮮薑片，然後用開水浸泡5～10分鐘即可，如果想要增加效果，可以配以適量的蜂蜜水。除了內服，還可外用。不管是年輕人還是老年人，用薑水抹在色斑處，假以時日，就會有明顯改善。同時可以結合米湯水還有茶葉水洗臉，去斑效果可以加倍。

水能去斑？現在，你知道答案了吧。

13 清涼一夏，老年人有什麼補水禁忌？

一到夏季，人體會因為排熱失去大量水分。尤其是老年人，在大量缺水之後，面對高溫的考驗，輕則中暑，重則引發血容量不足而誘使的心肌梗塞和腦梗塞。因此，老年人一定要注重夏季飲水的重要性，適量的水可以幫助老年人維持體溫，保持體液的平衡。但是老年人喝水也有其禁忌。

1、夏季老年人要補足水

按照正常人每日的需要為2～3公升。但是夏季人體排汗量大，對於老年人來說，身體比較虛弱，更需要水來維持健康。老年人每日的水量也應控制在2公升左右，而且要少量多次的飲用，比如隔一小時就喝些水。

2、老年人不要口渴才喝水

因為老年人的身體器官已經慢慢衰退，各項機能開始走下坡路，身體對渴的慾望也表現的不再明顯，可是等到口渴時，其實老年人已經缺水了。而還有很多老年人怕喝水使自己的糖尿病加重，讓自己一直處在乾渴狀態，這些都是錯誤的。其實，適量的飲水對老年人的身體有好處，每天盡量維持充足的飲水，以少量多次為宜。

3、老年人喝水要挑對時間

老年人喝水要注意，選擇時間又很必要。以下幾個時間飲水是十分關鍵的：

（1）早晨兩杯水，心腦血管減壓力

我們一直強調早晨補水的重要，對於老年人來說，更是必不可少，經過一夜的水分消耗，身體中已至少損失了四百五十毫升的水，所以，必須補足兩杯的水才能稀釋血液，減少心腦血管的壓力。其中的第一杯水盡量快速喝下，第二杯就要一口一口的喝。

（2）睡前一杯水，防止心腦血管病

睡前的一杯水和起床的水同樣重要，在睡前飲下一杯水，可以補充身體在夜間的水流失，還能稀釋血液，減輕心血管的壓力，減少心肌梗塞和腦梗塞等疾病的發生。

（3）餐前一杯水，促進消化吸收好

飲食專家提倡餐前半小時喝杯水，尤其是老年人的身體消化功能已經趨於下降，這杯水有助於促進胃腸的消化以及營養素的吸收。而夏季本身就會讓人流失過多的體液，老年人在夏季須要多補水。

（4）運動、泡澡須飲水，喝酒也要多喝水

老年人在早晨鍛鍊身體和普通鍛鍊時，一定要補充在運動中流失的水分。並且要注意在運動中和運動後適量喝水。另外，在夏季泡澡時，老年人要提前飲水，以防身體脫水。最後，當老年人喝酒之後，身體會排放大量的熱量，體液也會大量流失，這時就需要適量的水來調劑身體的體液平衡，來維持健康的狀態。

4、適量補鹽分，夏季補充劑

夏季，體液大量流失，身體中的鹽分隨之排出，影響人體健康。此時，老年人可以飲下適量淡鹽水，或者可以在食物中適量添入鹽，盡量保持身體中鈉元素的平衡。另外還可以吃一些含鉀多的蔬果，如芹菜、菠菜、毛豆、冬瓜、香蕉等。

5、夏季飲食，水與食物皆補水

夏季，人體中的水分會隨著炎熱天氣而大量流失，在適當補水的同時，也要注重在日常飲食中水分的攝取，老年人可以在夏季多喝清淡的湯品，綠豆湯、南瓜湯還有冬瓜湯皆可。或者多吃粥，既利於消化又可以補水，一舉兩得。

6、老年人一定要喝對水

老年人的水選擇有三個錯誤：第一是喝進大量的果汁飲料可以補充維生素；第二是濃茶可以促進消化，保持身體健康；第三是冰水解渴。其實，老年人不應該追求所謂的營養飲料，因為甜的東西不僅對解渴無益，更會造成體液的加速流失，所以，切記一定要遠離飲料果汁。再者，濃茶雖然會促進身體的消化，但是其中存在的咖啡因會慢慢的吸乾身體的水分，適量的茶水有益，但也不能多喝，可以配以適量的清水做為茶水的調劑。炎熱的夏季，有的老年人喜歡喝冰水解渴，但是這種痛快感也會造成胃腸道血管收縮，不僅補不到水，還會影響胃腸功能，可謂得不償失。

7、老年人夏季補水，關注水的生命期

科學證明，在炎熱的夏季，飲用水在空氣中暴露四小時以上，其生物活性丟失70％以上，空氣中的細菌雜質易使飲用水污染。因此，涼白開水一定要一天一換，超過三天就有致癌的危險。

除了要注意水的生命期外，日常飲用的礦泉水也有注意事項。

①注意瓶裝水的生產、出廠日期，選擇近期生產的水。

②要注意商標是否齊全、完整。

③不要在小攤、小販上買瓶裝水。

④瓶裝水一旦打開，不要存放過久，要即時飲盡。

14 飯後，你是否拿起了水杯？

一般人不論是吃飯前還是吃飯後，總習慣喝水來解除口渴，其實，這些做法是錯誤的。因為在吃飯時，如果攝取一定量的水分，會引起身體中胃液的稀釋，造成消化不良，使得營養元素得不到吸收。

同理，飯後也是飲水的禁忌時段。很多人習慣在飯後接著喝一杯水，但是根據醫學的證明，飯後立刻飲水對身體不僅沒利甚至有害。因為首先，喝下的大量水分在通過食道時，會把食道中的消化酶全部沖走或者降低它們食物消化作用。其次，飯後大量的飲水也會造成噁心燒心的現象，胃部不好的人盡量在飯後兩到三個小時後再飲水。

另外，身體肥胖的人，醫生不建議飯後馬上飲水，因為水會把食物稀釋並且使食物快速離開胃部，饑餓感馬上滋生。而且，如果在飯後馬上飲水會將大量空氣帶入體內，很可能引起打嗝現象，尤其是胃部有炎症的人對此情況更應注意。

醫師建議，飯後半小時補水最宜，此時喝水可以將身體消化的食物廢物排出胃部，還可以促進營養的吸收，補充消化過程中流失的體液，暢通血液循環，讓身體保持在健康的工作狀態。

15 你會燒開水嗎？

現代人的主要飲水是自來水，而自來水雖然經過一定的過濾和消毒，但是它依然不能直接飲用。燒開水就成為給自來水二次消毒的重要環節，燒開水看似日常生活中的一件小事，其實這之中有很多注意事項。

1、開水燒開後，放置三分鐘

日常生活中，當開水沸騰後我們就會把火停掉，然後直接灌入暖水瓶中以供飲用。其實這種方法大錯特錯，因為，雖然水經過煮沸後，水中的大量細菌和微生物都被殺死，但是，水內部所存在的毒素依舊沒得到釋放，如果長期飲用對身體有害。正確的做法是在水接近100℃時，應把壺蓋打開，讓水中有毒物質揮發，並且在水燒開之後，要晚三分鐘再關火，盡量讓水中毒素釋放，之後再將水放置到電熱水瓶內。

2、開水燒製前，放開水龍頭

一般人燒水為了圖方便經常直接打開水龍頭接好直接燒，完全不顧及水的品質如何，這種做法是錯誤的。因為輸配管道和儲水箱存在著二次污染的問題，在自來水管的水有時候停放過久是不宜直接燒製的。尤其是清晨燒開水，一定要將水流放開五到十分鐘，這些水中一般含有很多污染物，等流出來的水水質清透即可燒製，或者，將水先放置到容器，經過沉澱淨化之後再做燒製動作。

3、水不要反覆燒製

現實生活中，很多人為了節水經常會將喝剩下的半壺繼續添加冷水燒開，這不是一個好的習慣。反覆燒開的水稱之為千滾水，這種水已經是一種死水，其中對人體有益的礦物質已經嚴重喪失。而且還會產生亞硝酸鹽這種有害物質。亞硝酸鹽一旦大量進入人體，會使血液中的紅血球失去攜帶氧氣的功能，致使組織缺氧，人們長期喝這種水會出現噁心、嘔吐、頭痛、指甲與嘴唇發紫、心慌等症狀，嚴重的還會引起缺氧，甚至可能誘發癌症。因此，開水一定要現燒現喝。

值得注意的是，有五種開水是不能飲用的。第一是在爐竈上沸騰了一夜的千滾水。第二是在暖水瓶中放置多日已經不新鮮的水。第三是反覆燒煮殘餘的開水，例如自動加熱飲水機。第四則是不喝開水鍋中隔夜重煮或為重煮的開水。第五種水是蒸飯之後的下腳水。這些水因為反覆煮開，水中的礦物質已經消失，鈣、鎂、氯等重金屬的微粒元素增加，使人易患得腎結石。再加上亞硝酸鹽的增多，人體細胞輸送氧氣的能力下降，對人體的危害十分大。

水是人類賴以生存的必須物質，人可一日無食但不可一日無水，但是在選擇水時也要十分注意。還在認為只要是熱水就無菌無毒的思想的，要有所警惕，一定要學會燒開水，使飲水真正的純淨。

16 燒開水也要挑時間？

水在燒開後，會消滅大量的細菌和微生物，給人體提供純淨的飲水。但是，燒水的時間也有選擇，一般來說，最好晚上燒開水。

那麼晚上燒開水有什麼益處呢？科學證明，早晨的水管中會留有大量的細菌，即使經過了一定的過濾和消毒，細菌還是存在，而到了傍晚，因為水管一整天已經被大量水沖洗乾淨了，這時燒水，水質最佳。此外，用來消毒自來水的氯在接觸水中的有機物時，可能會產生三氯甲烷，這種化學物質會影響人的三叉神經。所以當開水煮沸至100℃時，要打開蓋子多煮3～5分鐘，以去除水中的三氯甲烷。

但是，值得注意的是，隔夜的開水也不要留下，因為水放置時間過長，水中的細菌就會再滋生。因此，不要為了喝健康的水而只在晚上燒開水，只要方法得當，白天的開水一樣健康。

鋁壺燒水有害健康

中國哈爾濱醫科大學研究人員日前公佈的一份研究報告揭示，用不同容器煮水，煮沸後水質中化學成分如鋁等產生明顯變化。日常生活中，有很多的容器都是鋁製的，也經常會用鋁製的水壺燒水。但是，人們往往忽略了鋁對人體的危害。

研究發現，用鋁壺煮的水中會產生大量的鋁，水煮沸後鋁的含量高達3.17mg/l。鋁對健康的危害主要表現在腦細胞衰老上。其中老年癡呆症患者的大腦內鋁含量顯著高於正常值，患者的學習能力、記憶能力降低。

當鋁進入人體後，鋁與腦組織有較強的親和力，易於在腦內蓄積。鋁進入腦組織後很難代謝出去，積聚在腦神經細胞內的鋁會干擾細胞活動，破壞細胞結構，從而影響神經功能。專家指出，新、舊鋁壺溶出的鋁含量雖然存在差異，但即使使用舊水壺，水中鋁也高過允許含量許多。

17 為什麼鹽水不在清晨喝？

有不少人認為喝淡鹽水有利於身體健康，認為早晨的淡鹽水能補充人體一夜消耗需要的鈉元素，這種認識卻是錯誤的。因為早晨起來後是人體第一個血壓高峰，在經過一夜的呼吸、排汗和泌尿的消耗，身體中水分已經流失大半，出現口乾舌燥的現象。此時攝取鹽水，不僅不能補充水分以及稀釋血管的血液，而且會使血壓升高，尤其是對於患有高血壓的老年人來說，身體的脫水會更加嚴重，身體會處在危險當中。

正確的做法是早晨起床後飲用適量的水，既是對身體的補給又是對身體的淨化。清水可以補充身體在一夜的工作後水分的流失，還可以促進身體的正常排泄，加快新陳代謝的步伐、稀釋血液、加快營養吸收。

飲水的方法很簡單，每天早晨起床後飲用新鮮溫開水五百至一千毫升。可以先從兩百毫升喝起，逐漸適應後再增加，喝水時要稍緩慢，因為早晨器官還正在甦醒，胃腸蠕動很慢，因此水的攝取以不感到胃脹為宜。在早晨飲水後運動量不宜太大，要根據年齡和自身狀況選擇運動量和運動方式，一般不主張運動到汗流浹背，而是以身體微出汗為宜。

晨起四種水不能喝

1、久置的開水

開水久置以後，細菌會慢慢滋生，有機物和微生物增多，並且會分解亞硝酸鹽，從而影響血液的運氧功能。所以，在電熱水瓶裡多日的開水、多次煮沸的殘留水、放在爐竈上沸騰很久的水，其成分都已經發生變化而不能飲用了。此外，瓶裝、桶裝的各種純淨水、礦泉水也不宜存放過久。大瓶的或桶裝的純淨水、礦泉水超過三天就不應該喝了。

2、淡鹽水

早晨喝鹽水會造成口乾舌燥，並且早晨是人體血壓升高的第一個高峰，喝鹽開水會使血壓更高，會危害健康。

3、飲料

早上起來的第一杯水最好不要喝果汁、可樂、汽水、咖啡、牛奶等飲料。因為這些飲料中含有大部分的檸檬酸，它會減少血液中的鈣元素缺失，長期飲用會導致缺鈣。而另一些飲料有利於排尿作用，清晨飲用非但不能有效補充身體缺少的水分，還會增加身體對水分的要求，反而造成體內缺水。另外這些果汁飲品會影響胃腸的吸收和消化功能，而且甜的東西會讓身體處在更加渴的狀態，不利於身體的健康。

4、自來水

在電視劇中常有這樣的畫面，男女主角在睡醒後習慣打開水龍頭，接一杯自來水來喝，其實這種做法是很不對的。因為水龍頭中的水在水管中停留了一夜，是靜止的，這些水會和水管的金屬壁發生作用，產生化學反應，給微生物留下滋生的機會。所以因為自己喜歡的偶像而形成的這種習慣必須馬上改變，只有健康的水才能幫助人體健康發展。

18 礦泉水雖時尚卻不能多喝？

近年來，礦泉水受到越來越多人的捧場，它儼然已經成為一種時尚。這時因為社會對於微量元素有益健康的廣泛宣傳，而礦泉水中含有豐富的微量元素和礦物質。這些誤導的宣傳讓很多人陷入了追求微量元素的惡性循環，把微量元素當成萬能的保健品。但是，事實上水中的礦物質也並不是越多就越好。

人體中存在著多種微量元素，每日的消耗和長時間的代謝作用會造成微量元素的缺失，而水中含有礦物質元素正能補充人體的元素，因此適量的礦泉水能夠保持人體微量元素的平衡。但是如果長期飲用，就會造成身體微量元素的過多，這些元素會在血流和細胞之中沉積，導致它們代謝失調，從而增加了腎臟的負擔，會造成腎結石、尿結石及膽結石等疾病的發生。

再比如，適量的鈣攝取可以促進人的骨架、牙齒發育，增加細胞的通透性，但是如果過量補充則會引起高鈣血症，使人出現軟弱無力、食慾不振、嘔吐腹瀉等症狀，更甚者會導致腎結石。當鋅元素補充過多，人體的身體組織會受到傷害。另外，鐵元素攝取過量可能會引發肝硬化和糖尿病，急性鐵中毒者還會迅速休克，嚴重者甚至會有生命危險；碘元素補充過量，則會出現脫髮、指甲變脆、易疲勞、胃腸功能紊亂、浮腫、不育等症狀。可見礦泉水的補充也不是越多越好。

人體對水的礦物質含量及礦泉水補充的量也要有所選擇，而且礦泉水對人也是有選擇的，它並非適合所有人。國際醫學界的研究結果表明，不同的地方產生的礦泉水也不同，人的身體條件不同所需的礦物質就會不同。比如對於人體來說，雖然礦泉水含有多種有益的物質和游離的二氧化碳，但如果飲用過多的礦泉水，會影響胃液的分泌和胃的消化機能，還會影響膽汁的形成和分泌，從而導致人體內的酸鹼失調。

其次，患有慢性腎炎、心臟病、高血壓或浮腫的病人來說，由於礦泉水中含有較多的礦物質，過量飲用會使這些礦物質鹽刺激腎臟和膀胱，增加腎臟和膀胱的負擔，所以這些人群不建議過量飲用礦泉水。

喝礦泉水有益，這是眾所周知的事實，但是，一定要堅持適量的原則，還要關注不能飲用的特殊人群，以此讓這種時尚得到最健康的傳播。

19 為什麼清晨時，要給水龍頭放水？

早晨人們起床後的第一件事往往是轉開自來水龍頭洗臉、刷牙、做飯。殊不知，我們很可能已經被死水殺手鎖定了，因為剛放出來的水中可能隱藏著危險分子。

眾所周知，在經過一夜的休息之後，水龍頭和水管中的水已經保持靜止狀態很長時間，水管中的微生物和細菌大量滋生。經過專業檢測，已經使用過的水龍頭出水濾嘴細菌檢出率達98％。尤其水龍頭裡的水流，在靜止4～8小時後，受污染的濾芯會滋生繁殖大量的細菌。

而水在與這些金屬管壁產生化學反應之後，形成金屬污水，這也就是為什麼人們常發現早上水會出現渾濁的原因。同時，病原菌很可能出現，長期使用這些水刷牙、洗臉、做飯對人的身體健康有不利的影響。

人體長期飲用這種受污染的水源，定會導致中毒事件及眾多慢性疾病，專家建議，在早晨起床後的第一件事就是打開水龍頭，等到三分鐘之後把污水放掉就可正常使用了，這個水量保持在一盆左右。

水龍頭鉛析出濃度測量實驗

1、**試驗目的：**測試水龍頭在浸泡10小時和24小時後的鉛析出濃度。

2、**試驗過程：**檢測人員把水龍頭樣品沖洗，接著在水龍頭裡裝上相應的水，等浸泡到相應時間後，再用塑膠小瓶提取浸泡液，加入濃硝酸，將PH值控制在1以下，最後放到機器上檢測，得出水龍頭在浸泡之後的鉛析出濃度。

3、**試驗結果：**50個樣品中，除了二個水龍頭樣品均未檢出鉛析出量外，多數水龍頭在10小時浸泡下鉛析出濃度範圍在0.002mg/L～0.223mg/L，24小時浸泡下鉛析出濃度範圍在0.001mg/L～0.208mg/L。

4、**試驗分析提醒：**鉛與空氣接觸時，表面會很快氧化，生成一層保護膜，但水能使鉛的保護膜脫落，浸入水中，從而造成水龍頭中鉛元素的析出，尤其是水龍頭中滯留的「隔夜水」，鉛金屬含量更高。一些企業為降低成本採用雜銅加工，使水龍頭中鉛的含量較高，使用過程中鉛析出的可能性較大。

值得一提的是，大部分人們的家中水龍頭裡經常會有水長期滯留，尤其是水龍頭滯留的「隔夜水」為最多見。而參照標準測試了水龍頭鉛析出濃度，結果發現，僅有二個水龍頭樣品完全無鉛析出，因此，應避免飲用滯留在水龍頭的「隔夜水」，每天早上要多放些水，這些水可以用容器盛裝，用來沖洗廁所。

20 喝水也挑人？

我們常說喝水的好處，意在主張人們能夠透過必要的飲水，補充身體必須的物質，而不過多的依賴保養品，但是，也並不是每一個人都應該像我們主張的一樣喝水。喝水需要三思而行，這或許是很多人沒想過的事情。

實際上，喝水需要個人的權衡，很大程度上是因為每個人在不同的季節、環境，還有氣溫等多變的時節會有不同的要求。在維持人體正常的需水量下，要根據具體環境做出增減。同時，不同的身體狀況也需要注意飲水的具體分析。

對於正常人來說，每天攝取的水即使超過了標準所需，之後最多是造成排尿的頻繁，引起生活中的小小不便。但是有些人，比如患有腎臟疾病以及心腦血管病的人來說，過多的飲水不僅不會減少解渴的壓力，還會造成身體心臟血管、腎臟的負擔，進而使得病情加重。

對於浮腫病人來說，更加不宜喝水過多，因為喝水太多加重身體的浮腫。另外，尤其需要注意的是青光眼患者不宜過多飲水。青光眼是致盲的主要疾病，具有隱蔽性和不可逆性，常在傍晚或看電影之後出現症狀。但是大量飲水後也會出現青光眼症狀，這是因為大量飲水可導致血液稀釋、血漿滲透壓降低，使房水的生成增多增快，間接導致眼壓升高。所以，患有青光眼的老人要控制飲水量，每日飲水不要超過一千五百毫升，每次飲水要少量多次，切忌一次飲水量超過五百毫升。

而對於另外一些人卻需要多喝水，如中暑、膀胱炎、尿道炎、便祕等疾病的患者，多喝水可對緩解病情有著一定效果。此外，當感冒時，醫生常主張多喝水，水可以幫助身體排熱，從而降低身體的溫度。

可見，喝水對於人類雖然有一定的衡量標準，但是這個標準也不是萬能的，而是要因人而異，因身體狀況而異，維持適量飲水，從而確保身體健康。

21 你還在盲目追求「礦物質」嗎？

近年來，隨著礦泉水的商家廣告的大肆宣傳和營養專家的權威提醒，人不能長時間攝取不含礦物質的純淨水，這是因為這些水不能維持人體微量元素和礦物質的補充，所以，很多人開始認為礦物質在身體中越多越好，礦泉水就開始興盛，受到大眾的捧場。那麼，礦物質成分是不是越多身體就越健康呢？

答案當然是否定的。自然界中萬事萬物都有一個度，這個度是維持平衡的標準，同理，身體中微量元素和礦物質的量也有一個度，低於一般標準或高於一般標準都會導致身體的不適。

一般情況下，當身體中的微量元素攝取過少時，會引發與元素相關的疾病。比如鈣的缺乏會導致身體的骨質疏鬆和盜汗，影響身體的牙齒和骨骼的發育。鎂的作用在身體中是調節體溫、調節心臟、調節肌肉，減少血液膽固醇，防止血管硬化的作用，一旦缺乏身體就會出現抽搐和驚覺等症狀。

再者，當身體中的鉀不夠達到標準時，人體易被引發心律失常和神經肌肉病變等病症。

當碘缺乏時，大腦發育會受到影響，人體會罹患甲狀腺腫大。當鉻缺乏時，對於老年人來說，會導致血壓升高，而對於嬰幼兒來說，生長會因此停滯。兒童缺鋅同樣會造成身體的發育不足，還會影響智力。當人體缺乏銅元素時，身體的血液膽固醇就會升高，冠心病常常會被誘發。最後，鐵的不足，會造成缺血性貧血，使人常感暈眩和無力。

由此可見，當身體缺乏了微量元素和礦物質時，整個身體已經處在脆弱階段，補充礦物質是實現逆轉的最好方法，可是，這些元素的攝取一定要在「量」上維持適中，否則會引發有毒副作用，比如鈣的過量會誘發高鈣血症，甚至中毒和腎功能不健全，還會影響鐵、鎂和鋅等元素的吸收。

鎂過量時會導致末梢血管舒張，影響腎上腺分泌茶酚胺，嚴重者會造成呼吸衰竭、心臟停頓。當鉀元素超過限度時，人體的心臟負擔就會加重，從而出現心律失常和傳導缺陷的症狀，人常會感到四肢無力，情緒異常。而碘元素過量會引發甲狀腺腫大。鉻過量會導致皮膚過敏，還會增加肺癌的發生率。當鋅元素補充過多，一旦超過2克以上，就會發生中毒現象，一般表現為腹痛、噁心、想吐等症狀。當鐵元素過量時，血液中會沉澱過多的鐵，器官的組織細胞會被損害，心臟病的機率會上升。可見，身體中的微量元素也不是越多越好。

如果，你還在盲目追求礦物質中的微量元素，希冀透過各種保養品的作用達成健康的目的，那一定要適可而止，因為身體中的微量元素只有在平衡狀態才會維持身體的健康，一旦補充過量，不僅預期的效果達不到，還會引發疾病，甚至生命危險。

礦泉水能幫你補充所需微量元素嗎？

現代醫學證明：正常人血液的平衡環境其PH（酸鹼度）應在7.35～7.45左右。同理，水的酸鹼度也應該保持在這個水準。眾所周知，原始天然的好水大都呈弱鹼性，含有鉀、鈣、鈉、鎂和偏矽酸等天然礦物質，能夠滿足人的身體所需。可是礦物質的PH值在6.0以下，並不能達到正常的酸鹼度，可見其比一般純淨水還酸。

22 桶裝水居然存在隱患？

隨著社會的發展，人們越來越開始追求方便、快捷和時尚的生活，而桶裝水正好滿足了人們的這一追求。其安全衛生方面，特別受到廣大受眾的喜愛。但是，由桶裝水帶來的無限商機，也讓投機的商人抓住了牟利的機會。現實中開始暴露了桶裝水存在的各種問題，目前造成桶裝水不合格的主要原因還是菌落總數、酵母及黴菌、大腸菌群、亞硝酸鹽含量超過標準要求。這些有害物質的出現，讓消費者的消費心理產生恐慌，那麼桶裝水看似很乾淨的背後都存在著什麼隱患呢？

第一，以次充好，隨著桶裝水市場的發展，越來越多的商家出現在這個獲利豐厚的市場上，隨著而來的競爭也越來越激烈，而不正當競爭也開始出現。有的商家為了降低成本，吸引顧客，常常把自來水灌入到水桶中，以次充好，以假充真，因為是自來水，沒有經過必要的消毒，水質十分低劣，長期飲用會影響身體健康。

第二，在市面上的桶裝水有優有劣，有的費用較高，有的價格低廉。那麼，尋常人怎麼鑑別桶裝水的優劣呢？這個問題可以從桶的品質入手。正規的水桶在外觀上比較透明光滑，一般呈淡藍色或白色，桶壁沒有雜質，在敲擊時會出現清脆、韌性強的感覺，而且正規的水桶在桶底或桶身會標明生產廠家和生產日期供消費者查看。

但是非正規的桶正相反，外觀上常常並不透明，呈淡藍或乳白色，桶壁中常伴有雜質或黑點，當敲擊桶壁時聲音沉悶，在水桶全身也並沒有生產廠家和生產日期等相關說明。

從材質上來說，很多唯利是圖的商家常使用回收廢舊物製成的水桶，其本身就含有很多細菌，再加上重複使用，塑膠中的有毒物質會分解在水中，進而影響飲用者的健康。這些品質低劣的水桶中含有十分多的毒害性化學物質，如乙醛、氯化氫，當人體在日復一日的喝水時，這些有毒物會不知不覺進入人體之中，危害巨大，比如乙醛，它可以影響人體呼吸系統和交感神經，可引起肝、腎脂肪性病變，甚至引發腫瘤物，而有些化學物質還可能會對胎兒產生致命影響。因此，消費者應注意懂得鑑別新舊水桶，除了以上標準之外，舊的桶子往往呈現蓋子蓋不住，瓶口不緊和漏水的情況。

第三，在桶裝水的飲用上，也常常存在健康隱患。首先是純淨水本身弱酸性，長期使用對身體的發育和發展有著不利作用，所以桶裝水不能常喝，要配以其他鹼性水使用。而當桶裝水放置時間過長未喝完時，盡量加熱使用避免細菌進入體內。在日常生活中，一定要定期清洗飲水機，將桶裝水的二次污染機率降到最低。

由上可見，很多桶裝水打著乾淨衛生的名義悄悄侵蝕著人的健康體魄，瞭解桶裝水，學會鑑別真假桶裝水應該是每一個人都具備的知識，只有這樣，才能讓壞水無處遁形，才能確保全家喝到健康純淨衛生的好水。

23 多久喝完一桶桶裝水才科學？

現代生活中，很多家庭為了方便快捷，也為了健康安全的考慮選擇了桶裝的純淨水，但是也因為平常很少在家，而使得一桶水很久之後還未能喝完，那麼這些水還能不能再喝呢？看似依舊純淨的水中存在什麼玄機呢？

專家們做過這樣一個檢測，測試在10天內冷水出口中水的衛生狀況，結果發現，冷水出水口隨時間推移其衛生品質也發生了明顯變化。在前三天，冷水口出口水樣菌落總數合格率均為100%；到第5天時就急遽下降到60%；但到第7天時，合格率只有20%；至第10天菌落總數全部不合格，黴菌和酵母菌也有2份超標，此時，桶裝水已不再安全。

由此可見，雖然純淨水並沒有得到明顯的污染，但是水在經過飲水機時出現了細菌的滋生，而這些污染的存在就決定了桶裝水的生命期限。

一般來說，桶裝水的保存期限為開封後不超過20天，但是現實中，普通人家選用的18.9公升的水桶長達半個月、一個月不更換水的很多，這是因為水量過多飲用不完所致。專家建議，如果飲水有限可選用11升的水桶。而且在飲用期限上，最好在3～5天內飲完一桶水，盡量減少細菌的滋生，如果喝不完，那就需要加熱之後使用，盡量不要讓細菌侵入人體。如果，超過了20天還沒有喝完，那就放掉水，同時清洗飲水機，避免下次的水遭受二次污染。

科學的飲用桶裝水，一定要懂得避開細菌的高繁殖期，這個時間一般在第五天，此時的各種細菌都到達了最活躍的時候，因此，在飲用前一定要加熱使用。而飲水機也要定期全面清洗，專業人員建議，冬季三個月清洗一次，夏季一個半月清洗一次。

桶裝水飲用小秘訣——斷七掐二

桶裝水在飲用過程中要做到「斷七」，究其原因就是飲水機的出水龍頭、排水口和進水口等處都存在著滋生細菌的危險，透過科學檢測也發現，飲用水最好在七天內飲完，尤其是夏季，這樣才能在很大程度上減少人體受細菌侵犯的危險。

而飲用時的「斷二」就是要在桶裝水開封前放置兩天的時間。傳統的觀念認為桶裝水越新鮮就越純淨，事實上，因為市面上銷售的水在裝桶之前都會用臭氧消毒，但是臭氧會和水中礦物質發生化學反應生成對人體可能有致癌作用的臭酸鹽，鑑於這種情況，在買回的水開封前，一定要放置兩天時間，等到有害物分解成無害的臭化物後再開封飲用。

24 你注意到水垢了嗎？

水垢在日常生活中十分多見，常常存在於燒水之後的水壺內壁。水垢的形成是因為水中不易溶解的硫酸鈣，而已經溶解的碳酸氫鈣和碳酸氫鎂，在沸騰的水裡分解，釋放出二氧化碳之後，成為了難以溶解的碳酸鈣和碳酸鎂，這些主要成分為石灰石和白雲石的物質沉澱下來就形成了水垢。水垢無處不在，水壺內壁、水龍頭、熱水器等處處都有它的身影。

很多人對於水垢的存在覺得是無關緊要，甚至稍微瞭解水垢成分的人，還把其美名曰補鈣，其實這些觀點都是錯誤的。水垢不僅有損於美觀，而且是有害物質，對身體的健康影響很大。水垢中含有許多重金屬，還有鈣鹽、灰塵、病菌或蟲卵屍體等。如果長期飲用帶有水垢的水，容易造成腸胃消化和吸收功能紊亂，進而引發便祕，胃炎以及結核病等症狀，還會造成牙垢和牙周炎等。甚至可能會引發重金屬中毒，甚至引發癌症。

另外，水垢中還存在著至今仍然沒有疫苗可根治的軍團病菌。據統計，全球每年有兩千到三千的人死於這種病菌，並且，水垢在加熱後還會繼續分解形成沉澱物，長期飲用和使用這種水會引發身體的衰竭，皮膚的老化，正常的新陳代謝深受影響。

在瞭解到水垢的危害之後，就要明確水垢的去除方法，第一可以採用機械去除，當容器或管中有水垢時，使用螺旋鋼絲刷能夠去除表層水垢，當水管中水垢很硬且難以去除時，可以使用洗管器清洗水管。

第二種方法可以採用酸洗法，因為水垢主要是鈣元素，故而呈現鹼性，在去除時可以利用酸鹼中和的原理。生活中最常見的方法就是煮醋法，在燒水壺中放入幾勺醋，在火上燒一到兩個小時，水垢就能輕鬆去除。

第三種方法是在水壺中加入小蘇打，它能夠與水垢中的鈣鎂離子產生化學反應，進而達到去除水垢的目的。另外，當常使用鋁壺或鋁鍋時，水垢會在內壁形成薄層水垢，此時可以放入馬鈴薯皮煮沸，大約十分鐘就能夠去除。最後，還可以利用熱脹冷縮的原理，將水壺放在火上燒乾，當出現壺底裂紋或是壺底「砰」一聲響時，馬上加入冷水，水垢就能夠輕鬆去除了。

生活中，水垢無處不在，不要忽略它的危害，在水垢產生後，一定要即時清除，確保喝的水純淨健康。

25 你還在重複使用礦泉水瓶嗎？

前段時間，在網路上流傳著一則恐怖的消息，一個阿聯酋的小女孩連續16個月使用同一個礦泉水瓶喝水，最後不幸患癌去世。這則消息如同一枚重彈在網路上迅速議論開來，其中不少是習慣了飲用瓶裝水，卻反覆使用礦泉水瓶、倡導環保的人表現出極大的擔憂和質疑，那麼這些包裝精美，做工精緻的塑膠瓶是不是人類治病的元兇呢？

塑膠製品，是當今每個人都會接觸到的東西。人們與它朝夕相處，無法分開。有很多時候，人們對於一些塑膠飯盒、塑膠奶瓶都覺得用完即棄十分可惜，為了節儉而多次使用。炎熱的夏季，人們對於瓶裝水和飲料的情有獨鍾，以及對花色多樣包裝的愛護，捨不得扔掉而重複利用是常有的事。有的商家也經常立足於此，不斷宣揚自己產品包裝的無毒害，可是塑膠製品真的像商家自誇的那麼好嗎？

不知道聰明的你有沒有注意塑膠品底的一個三角標誌，這個標誌中間往往帶有一個數字。這個標誌被稱作是可循環使用標誌，而三角中間的數字就是可以循環使用的次數。我們日常飲用的飲料無論包裝多麼花俏亮麗，別出心裁，其使用次數最多為一次。

還有小攤上的塑膠耐熱碗，最高使用五次，泡茶的塑膠耐熱杯也為五次。可見即使是可以循環利用，也僅在有限的次數中。那麼為什麼這些東西會有使用限制呢？這是因為塑膠材質不同，化學物不同造成的。

一般使用一次的塑膠在瓶底標注為「1」，這種材料叫ＰＥＴ，又稱：聚對苯二甲酸乙二醇脂，透明無色，主要應用在礦泉水瓶和碳酸飲料瓶底等。其耐熱度為70℃。高於此度數時瓶子會變形，有害物質會分解出。經過科學發現，ＰＥＴ塑膠品用了10個月後，很可能會釋放ＤＥＨＰ，這種致癌物同時對睾丸具有毒性。因此，飲料瓶最好一次性使用完畢後不再挪作他用，否則對健康不利。

其次，標注為「2」使用材料是ＨＤＰＥ。又稱：高密度聚乙烯。外觀呈白色。此材質主要用於：藥品、清潔用品、沐浴產品包裝瓶。這些容器因為不好清洗，即使再次使用會造成細菌滋生，因此不建議循環使用。

標注為「3」的材料叫ＰＶＣ。又稱：聚氯乙烯。外觀為乳白色。它主要是用作建材、塑膠膜、雨衣、塑膠盒等。因為其可塑性優良，價錢便宜，故使用很普遍。它的耐熱度是80℃，超過此溫度後會造成有毒物產生，會引發乳癌，還有新生兒先天缺陷等疾病。所以，一定不要購買包裝是ＰＶＣ的飲品或是食品。

而保鮮膜還有塑膠膜這樣的東西是利用ＬＤＰＥ做成的，它的一般標號是「4」，因為其耐熱性很低，所以保鮮膜一般在110℃就會出現熱熔現象，人體無法分解這些製劑，所以一定不要將保鮮膜包裹食物進行加熱。

日常常見的豆漿瓶、優酪乳瓶、果汁飲料瓶、微波爐餐盒等都是「5」號，即聚丙烯這種無色無味的材質製成的。在生活中，當用飯盒加熱飯菜時，常常拿下盒蓋，那是因為盒蓋並不是用的聚丙烯這種材質，而是不耐高溫的PET材質，所以為了安全和健康的雙重考慮，最好不用盒蓋一起加熱。當然，還有聚苯乙烯製成的速食盒、速食麵泡麵碗，還有聚碳酸酯製成的太空杯、大水桶等，這些都易散發有毒物質。

其實，像這樣關乎千千萬萬群眾身體健康的常識，目前還缺乏有效的普及。生活中很多人使用用過的瓶子裝載各種食物。專家指出，這種不科學的方法正在慢慢侵蝕著人體的健康，應該馬上停止。你是不是也在重複使用礦泉水瓶呢？認真看一看瓶底的可循環標誌，最健康的也只有一次啊，希望那個小女孩的悲劇不要發生在第二個人身上。

26 礦泉水居然也有假的？

礦泉水因為便於攜帶還有方便獲得的特質，已經成為普通大眾最常選擇水。而礦泉水被大大捧場的結果就是大量製作販賣，而一些不法商家就開始用地下水、自來水等冒充礦泉水。因為本身水的無色無味很難分辨出誰真誰假，所以一定要掌握鑑別真偽的方法，從而喝到健康的、優質的礦泉水。

用來鑑別礦泉水真偽的方式有很多，第一可以靠看標示，認標籤來辨別。真的礦泉水瓶上會表明品名、產地、廠家、生產日期、註冊標誌、保存期限、批號、容量、水質主要成分、含量還有批准文號等等資訊，而劣質的常常標誌含糊，拼寫不規範或是盜用別人的商標，以假亂真。

第二種方法就是看水中是否有溶解沉澱物。天然的礦泉水是清晰透明，不會出現可見的異物的，但是假的不同，經常會出現異物，而且水質不夠清透。

第三種就是觀看水的包裝，真的礦泉水的瓶子和瓶蓋介面必須平整、密封，不會出現倒過來擠壓而漏水的現象。再者，可以透過折光率來鑑別真偽，因為礦泉水中礦物質成分居多，其水的折射率遠遠大於自來水，將一根筷子放入到礦泉水中折射的彎度大於放到自來水中。

第四就是靠品嚐來鑑定真偽，在飲用時礦泉水沒有異味，口感好，而自來水就會出現氯和漂白粉的味道，並且還會伴有植物腐敗和泥土的味道，口感發澀發苦。

最後就是看其比重，礦泉水中礦物質成分很多，故而水的表面張力很大，將水倒入水杯，其水面呈稍微浮隆時，就可以認定為正宗礦泉水。

礦泉水的真假知識你掌握了嗎？發現日常生活中的假礦泉水，是一件對自身和對他人的健康都有利的事情，應該得到普及和提倡。

27 為什麼飲水機並不淨水？

飲水機是現今家用飲水和辦公室飲水的主要設備。可是，一般在飲用水開封三天之後，水就會常常出現異味並且發現異物。這種情況常常被認為是水質出現了問題，其實不然，這很可能是因為飲水機的問題造成的。

桶裝飲水一般經過淨化之後供大眾使用，它的淨水原理一般是透過活性炭淨水、逆滲透淨水、紫外線淨水、臭氧殺菌和蒸餾法五種方式進行的。目前，活性炭是廣泛應用的淨水器材，它是透過將木屑、植物杆等經過高溫、碳化和活化技術，生產而成的多孔隙和具有強吸附作用的物質。這個物質在和水接觸時，會吸附水中存在的污染物和雜質。但是，又因為活性炭並不能殺死這些細菌和雜質，所以這些污物被沉積下來，久而久之會反過來影響水的品質。

其次，逆滲透法也是淨水的方式，它的原理是使水透過半透膜的壓力將水中90%～95%的泥沙、雜質和臭味分子、氯還有礦物質過濾。但是，逆滲透法也因為除雜太過徹底，而把其中對人體有益的物質一併除去，長期飲用的話，人體健康會受到很大影響。在使用滲透膜的同時，沉積的雜物越來越多，所以應該三個月更換一次第一道活性碳濾芯，半年更換一次第二道活性碳濾芯。

對於紫外線淨水法，由於其方便、便捷、無污染、無殘留物等被廣泛應用。臭氧殺菌是將氧氣轉換為臭氧，利用臭氧的強氧化力將細菌和雜物去除，但通常需要其他產品搭配使用。

最後就是蒸餾法，這種方法殺菌力強，過濾效果俱佳，但是長期使用會造成人體產生負面影響。但是，值得注意的是，這些方法都不能夠從根源上殺滅細菌，除掉雜物，只是暫時的淨化了水源。一旦超過淨水的期限，水質就會受到影響。所以，專家建議，一般的桶裝水盡量在3～5天喝完。

飲水機一般採用「氣、水置換，開啟式飲用」設計，只要放水，周圍的空氣就會進入補充流失水分的體積，細菌、微生物易進入飲水機。再加上，飲水機的加熱內膽底部長期存有積水，這樣飲水機裡的水、空氣、合適的溫度給大腸桿菌、厭氧菌、綠膿桿菌、黴菌等細菌繁殖提供了合適的溫床，當儲存時間過長，水中微生物和病菌等有害物質就會在水中繁殖，造成水質惡化。這就是桶裝水和飲水機配合使用產生的二次污染現象。

所以，日常生活中一定要注重飲水機的消毒和清洗，在消毒清洗前要記得拔去電源插頭，取下水桶。打開飲水機後面的排污管，將管子中存有的水放掉，緊接著打開開關放掉飲水機中的水。用鑷子夾住酒精棉球，擦飲水機內膽和蓋子的內外側。再將六百毫升的清洗消毒劑倒入儲水箱中，大概10～15分鐘，將水放盡，並打開機器背部或底部的放水閘將消毒液排清，之後用開水或純淨水反覆沖洗，一直到水中沒有消毒水的味道，最後旋緊放水閘，飲水機的消毒清洗過程就完成了，如此就可以放心喝水了。

可見，水質的下降多半是因為飲水機的清潔出現了問題，即時清洗，即時消毒，將水質維持在極佳狀態，對自己和家人的身體也是一種貢獻。

28 「千滾水」為何壞處多多？

千滾水是在爐上煮沸很長時間並且經過多次煮沸的水。日常生活中，很多人大多都會接觸到千滾水，比如辦公室裡長期加熱的純淨水，火車上、醫院中提供的飲用水，還有蒸飯蒸魚之後剩下的水。最危險的千滾水會產生於煲粥、煲湯的環節中，當粥和湯超過2～3個小時時，就會產生這種水。這些水看似乾淨，卻是重金屬、砷化物等有害物質的濃縮物。

長期飲用這些水，會引起人的胃腸功能的紊亂，會出現腹瀉、腹脹。而且水中含有的亞硝酸鹽等重金屬會造成人體的缺氧，使口脣、指甲、皮膚青紫，出現頭暈、頭痛、心慌、胸悶、噁心、嘔吐、腹痛、腹瀉，甚至引起昏厥還有生命危險。

所以，我們在日常生活中時，飲水機的水不要長時間加熱，其內膽也要經常清洗，除去水垢，電熱器中的水也不要加熱過久，煮水時盡量不要反覆加溫，在根源上避免有害物質的揮發。

不要再認為喝蒸煮食物剩下的水和反覆煮沸的水是節儉的象徵，其實這些水正在慢慢侵蝕著你的身體健康。遠離「千滾水」，你得到的會比失去的更多。

這些水你要小心了

生水：一般河水、溪水、井水都屬於生水。這些水中存在各種各樣對人體有害的細菌、微生物和寄生蟲，從而引發急性胃腸炎、病毒性肝炎、傷寒、痢疾及寄生蟲感染。

老化水：是長時間不動的水，常喝這種水，未成年人的細胞新陳代謝明顯減慢，影響生長的發育，對於老年人來說，老化水會加速人的衰老。

蒸鍋水：就是蒸饅頭、蒸飯和蒸魚等的剩水。這種經過多次反覆使用過的水，亞硝酸鹽濃度很高，長期飲用會造成身體中毒。

重新煮沸的水：生活中很多人為了節省水，常常加熱喝剩下的白開水，這種做法也會引起亞硝酸鹽的揮發，造成人體內的毒素沉積。

29 捐血前要「滴水不進」？

現實中，很多人總有這樣的誤解：捐血之前要「水米不進」，以免稀釋血液，影響血的品質。這種誤解，讓很多人在捐血時常常感到不適。其實，捐血之前，並不排除適量的飲水。適量的飲水可以增加人體血液的血容量，增加腦部的供血，可以在很大程度上改善人體腦部的氧氣含量，延緩腦部因為缺血而出現的眩暈現象，這也是有經驗的醫生建議的。

當然，捐血前喝水也要適量，不能大量喝水。因為水會很快被血液吸收，造成血液的稀釋，進而降低血液的品質，因此，血液的血容量也並不是和喝水的多少成正比的。

另外在捐血前半小時可以攝取一定的高滲水，例如糖水、糖鹽水等，它們會更加快速進入血液，有利尿的作用，而且，喝入適量的水也可以緩解人在捐血時的緊張狀態，增加人體血液循環，維持身體處在安全和舒適的環境中。

那麼，你現在捐血前的水敢喝了嗎？

國內捐血者體檢標準

（1）年齡：18～55歲。
（2）體重：男≧50公斤，女≧45公斤。
（3）血壓：收縮壓160～90；舒張壓95～50毫米水銀柱之間。
（4）脈搏：60～100次／分，高度耐力的運動員≧50次／分。
（5）體溫正常。
（6）皮膚無黃染，無創面感染，無大面積皮膚病，淺表淋巴結無明顯腫大。
（7）五官無嚴重疾病，鞏膜無黃染，甲狀腺不腫大。
（8）四肢無嚴重殘疾，無嚴重功能性障礙及關節無紅腫。
（9）胸部：心肺正常（心臟生理性雜音可視為正常）。
（10）腹部：腹平軟，無腫塊、無壓痛，肝脾不腫大。

捐血後人體的調養須知

1、捐血後要多喝水。此時可以選擇富含豐富電解質的飲料。

2、造血營養物質的補充。此時要以補充血液的紅血球為原則。

（1）肉蛋魚奶——補充蛋白質：蛋白質是構成血紅蛋白和紅血球的最基本物質。對於正常人來說，每天補充70～100克就可以滿足身體的健康狀態，但是，捐血之後，身體的蛋白質就流失了，所以在這之後必須補足一百～兩百克的蛋白質。可以在早餐或午餐中多食用瘦肉類、蛋類、奶類，魚類、豆類等，當然主食的供給也要配合增加，以維持蛋白質的平衡。

（2）要注重增加鐵質：在補充蛋白質之後，也要注重鐵的補充，鐵在人體的微量元素中佔有重要的地位。捐血後可適當多攝取一些含鐵豐富的食物，如動物肝臟、動物全血、畜禽肉類和魚類等。另外，還要注意有些物質不僅不會增加鐵質，相反會減少人體的鐵質，如黑木耳、海帶、芝麻等。

（3）用蔬果肝臟補充維生素B12和葉酸：葉酸和維生素B12是紅血球成熟不可缺少的營養素，因此，在捐血後需要得到必要的補充。奇異果、草莓、菠菜、萵苣等新鮮水果蔬菜，還有肝臟和肉類食物都含有豐富的葉酸。維生素B12在動物性食品中也廣泛存在，尤其在肝、腎，心、肉及蛋類、乳製品和鮮蘑菇中含量較高。

（4）捐血後的藥膳調養：

當人在捐血後經常會有氣虛和血虛的狀況出現，可以利用藥膳來進行調養：

一、參棗豬肝湯：黨參15～20克，大棗20枚，豬肝50～100克。將黨參和大棗洗淨，加溫水浸泡，30分鐘後，加冷水文火煎煮30分鐘，瀝出汁液，再加適量水煮15分鐘取汁，兩次汁液混合在一起，在砂鍋中加入豬肝，直到加熱煮熟，調味後分兩次服用，每日1劑。

二、龍眼山藥羹：龍眼肉15克，山藥30克，大米100克。將大米、龍眼肉和山藥同時加入鍋中，加適量冷水文火煮至爛熟，調味後即可食用，每天一次。

三、歸山藥豬腰：豬腰子一個，黨參15克，當歸10克，山藥30克，麻油、醬油、蔥白、生薑各適量。豬腰子對切，去除筋膜，沖洗乾淨，在背面用刀斜切紋路。將黨參、當歸放入砂鍋中，清水煮沸10分鐘，再加入豬腰子、山藥一起煮至熟後，撈出豬腰子，冷後切片，加入麻油、醬油、蔥、薑拌勻即可食用。每日或隔日食用一次。

四、太子參羊肉羹：羊肉500克，太子參30克，何首烏15克，龍眼肉30克。將太子參、何首烏、龍眼肉同納入布袋封口後放入砂鍋中，再將羊肉切丁，同薑、蔥白、鹽等調料一起放入砂鍋中，加適量水，先大火煮沸，撇去浮抹，再以文火煨2～3小時至肉爛熟，除去布袋及蔥薑，即可吃肉喝湯，可每日或隔日食用一次。

（5）**適度休息，遠離劇烈運動：**在捐血後身體正處在虛的狀態，此時不能進行激烈的運動，以免造成身體的傷害。

30 白開水是燒傷病人的「砒霜」？

經過事實證明，人體在大面積的燒傷後經常會有口渴的現象出現。這是因為燒傷創面及周圍反應區毛細血管通透性增加，大量血漿樣液體滲出到組織間及創面，使大量體液丟失。這就會導致血液的循環量嚴重不足，很可能會出現低血容量性休克，乃至昏迷。血容量不足進而造成了口渴現象，可是此時卻不能草率的給病人喝白開水，這時的水對於病患無異於砒霜。

人體在燒傷後會滲出大量體液，這裡面不僅包含血漿和水分，還有鹽分的流失。而電解質和蛋白質在維持著體液中的正常滲透壓，所以，體液中電解質和蛋白質含量的改變，直接影響著體液滲透壓的改變。同時，它們又和血漿有一定的相似之處，電解質的含量與血漿相仿，蛋白質的含量為血漿的一半。

所以，在燒傷時，即時的補充電解質和蛋白質是十分必要的。但是，如果病人口渴就飲入白開水，這種行為無異是給病人喝下毒藥。那是因為白開水中既不含電解質也不含蛋白質，單純大量地喝白開水，不僅不會解渴，還會引起體液的電解質含量更降低，使體液滲出的速度加快。血容量不僅得不到補充，還會誘發病患腦水腫、組織水腫和創面滲出等嚴重後果。

此外，由於燒傷病人的消化道黏膜反應性充血水腫，功能紊亂，若給病人大量飲白開水，也會增加嘔吐、急性胃擴張的病症。因此，燒傷病人一定要遠離白開水。

醫學上目前對於解決大面積燒傷病人口渴的現象是以靜脈補液為主，這種方法對傷口創面的消腫以及傷口的恢復有著很好的作用。再者，可以以少量多次口服含鹽飲料或燒傷飲料（每100毫升含氯化鈉。0.3克，碳酸氫鈉0.15克）的方式為輔助治療。而對於中小面積燒傷病人，若無休克威脅，可單純口服含鹽飲料或燒傷飲料。在飲用燒傷飲料時也要注意適量，否則會造成病人的胃部負擔。

31 水也能幫助戒菸

癮君子們常常有一句自己的「至理名言」：「飯後一支菸，快樂似神仙。」因此在飯後半小時只要是他們所在的環境就是煙霧繚繞，而身邊的人也不得不吸食著二手菸。而現在很多人鑑於自身身體的變化還有家庭的壓力，不得不開始戒菸，可是儘管試過各種戒菸食物或是其他方式，其效果都並不是很好，甚至還會造成菸癮的加重。那麼既想戒菸又想健康的體魄，該怎麼辦呢？專家給出的建議是喝水。

香菸中的尼古丁和焦油會嚴重影響人的身體健康，它們富含很多致癌物，長期吸食香菸的人，肺部、口腔還有膀胱中都是帶有毒性的化學物質，可見香菸是導致肺癌、口腔癌以及膀胱癌的元兇之一。既然這麼危險的東西人又怎麼會上癮呢？

這是因為香菸中的尼古丁會造成人的興奮感，這種興奮感就是讓人對香菸欲罷不能的原因。那為什麼說隨處可見的水能夠幫助菸民戒菸呢？其實，水本身就有排毒的作用，它的存在是人體新陳代謝的重要物質，水能夠分解人體中存在的毒素，減輕身體器官的負擔。想要戒菸時多喝水，可以減少尼古丁在血管內壁的含量，發揮淨化身體的目的。每日的飯後，都是菸民們菸癮極大的時刻。此時喝一杯水，既可以減少身體周圍的菸味，還可以緩解胃部的壓力，促進食物的消化和營養的吸收。如果嫌白開水沒有味道，也可以喝一些茶水，茶水的利尿作用大於普通水，所以，尼古丁排出體外的機率也就大一些。

日常人每天喝水是7～8杯，但是想要戒菸的菸民要盡量再多補充一些，經常保持身體的代謝，菸毒也就不能長時間在身體中積存。

如果，你已經準備好戒菸，那就將心思從各種戒菸產品上收回來，每天在菸癮強烈時補充足量的水，那麼戒菸之日也就不遠了。

戒菸後的不適，該這樣應對

菸癮對於一個想要戒菸的人來說可謂極大的誘惑。當戒菸時，人的情緒還有身體都會面臨著極大的壓力和身體上的健康威脅，那麼要怎樣去緩解這些戒菸後出現的不適呢？

一、**應對戒菸帶來的疲倦**：當身體感到疲倦和乏力時，可以適當給自己一個小睡的時間，使體力能夠盡快恢復。

二、**應對戒菸帶來的焦慮**：當菸民在忍受菸癮的誘惑時，左右兩難的境地常常讓人陷入情緒的谷底。人處在這種狀態會不自覺的焦慮、生氣、無聊、孤單還有憂鬱。應對這種情況就要學會放鬆自己，常常做深呼吸、默想、盡量放鬆肌肉，還可以散散步、泡泡澡、練瑜伽、打太極、聽音樂、看電視。而此時也是最需要交流的時刻，多和朋友交談，同樣可以減輕自身的壓力。可以散散步，泡個熱水澡，做些能鬆弛神經的事。

三、**應對戒菸帶來的頭痛：**常做深呼吸，泡熱水澡並輔以頭部按摩。

四、**應對戒菸帶來的失眠：**戒菸時，往往會出現頭痛、失眠的狀態。專家給出建議，在下午六時後避免刺激性食物，比如太過於辛辣或是太過於濃烈的茶水，在傍晚可以做些體操活動筋骨，在睡前可以多看看書鬆弛一下神經。在睡前盡量不要情緒激動。

五、**應對戒菸帶來的喉嚨痛或咳嗽：**可以盡量增多流質食物的攝取，同時應該配以止咳藥物的作用。

六、**應對戒菸帶來的饑餓：**當菸癮發作時，很多人會出現口渴和饑餓，這時可以喝些水或低熱量的飲品，還可以準備一些健康的小吃。

七、**應對戒菸帶來的胃痛：**飲用大量的流質，日常飲食內要加進含纖維的食品（如水果、蔬菜和全穀麥類食物）。

32 你堅持睡前一杯水了嗎？

很多人在睡覺前不敢喝水，是因為怕半夜頻繁跑廁所而影響睡眠品質。還有人晚上不喝水，是害怕每天起床後的水腫影響美觀。無論怎樣的原因，其實，都是錯誤的觀念。經研究指出，睡前一杯水是有益健康的。

為什麼說睡前喝水有益於健康呢？這是因為，人體在進入睡眠之後要經過呼吸和排汗等消耗體液的過程。如果，在睡前刻意控制水的吸收，那麼很可能造成皮膚的乾燥和黯淡無光的結果。並且，還會造成身體血液的水分不足，往往產生血凝現象，甚至會引發腦梗塞和心肌梗塞等疾病。

研究證實，人的血液黏度在一天中是不斷變化的，並處在一定的規律中：一般是在早晨4點至8點血黏度最高，隨後逐漸降低，而血液黏度的最高值正值凌晨，之後再逐漸回升，至早晨再次達到峰點。這種規律性的波動在老年人身上表現得更為突出。因此，對於老年人來說，睡前不能充足補水會出現嚴重的後果。

身體中水的豐富能夠增加血液的容量，促進身體血液的正常循環，一旦缺乏，血液的濃度就會上升，對於高血壓患者或者冠心病患者來說，半夜容易產生死亡的危機。睡前的一杯水還可以預防心絞痛，促進新陳代謝，減輕心臟負擔。另外，在晚上睡覺前很多人都會洗澡，這是一個身體體液流失的過程，所以，在睡前一定要喝一杯水，從而使身體處在健康的狀態中。

但是，在睡前的補水同時也要注意到水的種類，並不是所有水都可以做到降低血壓的作用的。尤其是茶水，因為茶水是利尿的物質，不僅不能補充水分，還會排出更多的水分，讓身體處在脫水的狀態，還會引發血液黏度的上升，十分危險。因此，其他的利尿食物在睡前盡量也不要多吃，以免體液失衡。當然，在半夜如廁之後要即時補充水分，這樣就會使身體一直保持水潤了。

快快改掉你睡前不飲水的習慣吧，它很可能在影響著你的身體健康呢！

33 你知道夏季的白開水也有生命期嗎？

在炎熱的夏季，相信每個家庭裡都準備著白開水的大玻璃瓶子，認為這種飲水比其他的飲料或者是桶裝水更好、更健康。誠然，這種水更安全衛生，相對於飲水機來說也是沒有細菌的危害，但是在這些背後卻隱藏著很多危急。

其實，白開水也有生命期，生活中常把新煮沸的水倒入裝有剩餘白開水的杯子中的行為，雖然看似節儉，但是卻隱藏著健康隱患，因為白開水沒有流動性，屬於「死水」，故而也有保存期限。經過研究顯示，無論在常溫下或是在冷藏條件下，白開水的使用都不要超出兩天的時間，尤其是夏季，正值細菌高發期，病毒很多，空氣濕度大，病菌的繁殖能力也很快，在敞口放置時，也會造成雜物和污物進入水中，會大大影響白開水的水質。

所以，白開水最好在當天喝完，即使冷藏之後的冰水也不能長期飲用。當然，也不要為了節省而重新加熱白開水，否則水中的礦物質會大量流失，亞硝酸鹽的含量也會增加，長期飲用，會造成身體中毒。

炎炎夏日，去暑飲品的保存期限

在炎熱的夏季，人們常常會自製綠豆湯、酸梅湯來去暑解暑，經過冷藏的效力，無論是口感還是消火作用都達到了最佳時刻。可是，有時又難免做得過多而產生剩餘，此時人們都會將它們放入冰箱冷藏，以備以後需要時飲用。

但是，此時，人們就會出現一個盲點，認為這些食物只要保存在冰箱中就可以保質保鮮。其實，它們和白開水一樣，無論怎樣儲存，保存期限都是最多兩天，因此，在夏天自製酸梅湯和綠豆湯時一定要少做，就算吃不完，也要用玻璃容器或者陶瓷容器經過封閉後放入冰箱冷藏。切記不要用塑膠容器，以免毒素滲入湯中。

34 喝水的錯誤，你中了幾個？

水是生命之源，同樣也是萬病之源。常人都說，喝水治百病，這種說法有一定的道理。但是，如果盲目的喝水也很可能陷入喝水的錯誤，不僅得不到水的養生作用，還有可能變身為毒藥。那麼，在日常生活中，你注意到喝水的錯誤了嗎？

1、喝水的第一個錯誤：水是最好的醫藥

人是水做的，因為人體中70％都是水，水在人體的新陳代謝中有著不可或缺的作用。但是，水的作用又不是萬能的，不能做到根治百病的作用。不僅如此，還可能因為人們錯誤的飲水方式和飲水量，而使身體健康遭受威脅。所以，想要用水治病，就要按照正確的飲水原則，每天盡量補充2～3公升的水量，以少量多次為宜。

2、喝水的第二個錯誤：喝水多少和容顏美麗成正比

水可以幫助皮膚保持在水嫩狀態不假，但是，水量和美麗並不是成正比的。一般來說，每天的八杯水，再加上每天食物的水就可以保持皮膚的水度和滑度，如果，攝取過多還會造成腎臟的負擔。

3、喝水的第三個錯誤：早晨一杯淡鹽水排毒

現在很多人都推崇早晨喝一杯淡鹽水排出毒素，其實是錯誤的觀念。人在一夜的睡眠中透過排汗、呼吸和泌尿已經流失了大部分水分，血液的黏度還有濃度都到達了一定程度，如果此時補充鹽水，更會加重血液的濃度，對於心臟功能不好，血壓高的人不建議早晨飲用。

4、喝水的第四個錯誤：好水不用分酸鹼

現實中，很多人選擇碳酸飲料、運動飲料等飲品取代白開水。那麼，這些水是不是如同廣告所說的效果俱佳呢？其實，健康的水是講求酸鹼度的，一般的好水都是弱鹼性的，因為體內的酸性過多，鹼性水能很好的中和人體的酸度。因此，在選用飲品時，一定要注意它的

酸鹼標誌。

5、喝水的第五個錯誤：喝湯可以替代水

很多人誤以為水的作用就在於解渴，所以常常用其他類湯品就可以替代水，以化解水沒有味道的缺點。但是，人們卻忽略了湯中存在的脂肪還有鹽分，長期喝湯會造成身體的變形。

6、喝水的第六個錯誤：男人喝不喝水無關緊要

女人喝水可以美容，那麼男人喝水呢？從現實點來看，男人喝不喝水好像也是無關緊要的事情，但是從健康的角度來說，男士們比女士更需要飲水。科學證明，男性患膀胱癌和尿結石的機率很大，在整個患病人群中高達3／4。醫生建議，男士們一定要多喝水，因為活動量大水分流失的快，即時喝水可解渴還能夠減少患得癌症的可能。

7、喝水的第七個錯誤：我連喝水都會胖

很多人為了減肥，忌吃一切可能發胖的東西，甚至連水都不喝，不僅肥胖沒有減下來還讓身體處在疲憊的狀態。其實，說只喝水也會發胖是因為水會造成人的水腫。水腫並不是脂

肪增多，而是水量過多造成的，只要減少水量，適當飲用，就不會發胖了。

8、喝水的第八個錯誤：不渴無須喝水

一般人總是認為，在不口渴時不用喝水，否則腎臟的壓力會增大，其實不然，當人體已經發出口渴的信號時，身體已經處在缺水的狀態，此時，人體就會感到疲憊、煩躁和身體疼痛。所以，一定要即時適量的補水。一定要保持每天按時喝夠7～8杯水。

9、喝水的第九個錯誤：運動之後馬上飲水

運動，可以增強體魄，塑形身體，但是同時也是一項耗費體力的活動，在健體的同時流失大量的體液。在運動場上水是不可缺少的體力補充劑，很多人在大汗淋漓之後迅速飲水或運動飲料以此來解決身體乾渴的現象。可是，運動之後立即喝水是不正確的，此時的水會導致身體中毒。原理就是，當水分進入身體時，細胞會馬上吸收水分，就會發生細胞水腫的情況，這時候，人就會感到頭暈、眼花和口渴等現象，甚至會突然昏倒。所以，人在運動之後，可以先用水漱口，等到咽喉濕潤時，再攝取少量的水，間隔一小段時間再喝。

可見，喝水有錯誤，飲時須謹慎，不要無心涉入喝水的陷阱中，以免造成身體健康的威脅。

35 為什麼喝了咖啡要大量補水？

現在，喝咖啡儼然成為一種時尚生活的象徵。ＯＬ們把咖啡做為休閒娛樂的物品，學生族和上班族把咖啡做為熬夜提神的聖品。而電視、電影中也在有意無意的把它和上層社會生活聯繫在一起。現實中隨處豎立的咖啡廳也成為了城市的一個個地標，優雅而突出。可見，咖啡已經在不知不覺中走入人們的日常生活。那麼，喝咖啡到底有什麼樣的益處才讓它受到如此喜愛呢？

咖啡擁有提神醒腦的功能，它可以消除身體的疲勞，還可以防止放射性射線的傷害；其次，咖啡還有護膚的神奇作用，它能夠有效的促進人體新陳代謝、活絡消化器官，可以緩解便祕。最後，咖啡還存在保健的作用，它能夠抗氧化，有著護心、強筋骨、利腰膝的作用，還能開胃、消脂，同時可以活血化瘀、息風止痙。當人在午飯後30分鐘至1個小時內，飲用的咖啡最好不要加糖和奶精，這樣有助於飯後消化，並促進脂肪燃燒。當然在下班前也可以喝一杯咖啡，再配合步行，同樣有利於身體健康。

雖然，咖啡具有如此多的優點，但是如果長期飲用後患無窮。首先，咖啡雖然可以在身體疲倦時提高警覺度，集中注意力，但是如果在正常情況下飲用咖啡，很可能會增加人的緊張感，很多人還會出現手心冒汗、心悸、耳鳴等症狀。

其次，咖啡會加劇高血壓的發作，經過科學研究，喝完一杯咖啡就會使血壓升高長達十二個小時，因此，血壓高的人即使在壓力大時也不建議喝咖啡減壓。另外，由於咖啡因的利尿作用容易造成身體的骨質流失。尤其是對於女性來說，食物中本來就很難補充身體所需要的鈣質，再加上很多職業不允許自由活動，長期喝咖啡會造成鈣質流失，再加上咖啡因的影響，身體的骨質會慢慢減少。

最後，值得注意的是人在空腹時千萬不要飲用咖啡，因為它會刺激胃酸分泌，尤其是胃潰瘍患者，喝咖啡時須謹慎。而對於一些早上喜歡喝咖啡的人，一定要先喝一杯水再享受咖啡。

喝咖啡的不利影響雖多，但是如果在正常的量內，還是可以安全享受的。此外，人體的主動調節也會降低咖啡對身體的危害。科學專家給出的建議是在喝完咖啡之後要多飲白開水，因為咖啡的利尿作用，會使身體的體液大量流失，甚至排出的水遠遠勝過咖啡中含有的水分，比如，當人體每飲入六杯咖啡（含咖啡量約12克），就會有六杯相同量的水分排出體外，同時，還可增加人體尿量五百～一千毫升。因此，必須喝夠超過咖啡的水才能夠補足身體的水分。如果不能在喝咖啡之後補充足夠的水分，那麼身體的正常運作就不能完成，新陳代謝就會減慢，引發頭疼、噁心等現象，甚至會引發情緒的變化。

而咖啡中的咖啡因由於具有使人興奮的作用，所以，會在短時間內降低人體口渴信號的發出，長此以往，會誘發慢性脫水，後果不堪設想。

因此，當我們飲用咖啡時要適量，盡可能不在非必要的時候飲用，其次，是要在飲用咖啡後即時飲水，中和因喝咖啡丟失的水分，這樣才有利於健康。

你屬於不適合飲用咖啡的人嗎？

喝咖啡雖然成為現在人越來越普遍的生活方式，但是，還是有很多人不適合喝咖啡。

1、**患有肝病的人**：患有肝病的人常常是肝功能不全者，對於咖啡中存在的咖啡因來說，一般正常人需要兩個小時的代謝，而肝病患者卻需要4～5個小時，代謝時間過長會引發身體的興奮，尤其是晚上，會造成睡眠品質的下降。

2、**患有消化疾病的人**：因為咖啡會刺激胃酸，加重胃潰瘍。所以，通常胃不好的人，就盡量不要飲用。

3、**孕婦**：含有咖啡因的食物會在孕婦體內停滯很長時間，從而引發代謝的減慢，而胎兒也要經過八、九個月的時候透過代謝將血液中的咖啡因清除，所以，孕期時盡量不要接觸咖啡。

4、**兒童**：兒童的身體在發育期間，肝臟和腎臟的解毒作用不比成人。如果飲用咖啡，其中的咖啡因會在身體中以極慢的速度代謝。所以，國際上認定12歲以下的兒童盡量不要喝咖啡。

36 不良水質會誘發哪些疾病？

水是生命之源，是人體的重要組成部分，也在人體中有著至關重要的作用。水的品質直接關係著人體健康，好的水可以喝出美麗喝出年輕，不良的水質不僅會喝出疾病，還很有可能引發死亡。那麼，不良的水質到底會引發什麼疾病呢？

1、不良水質會誘發傳染病

不同的地區，水質也就不一樣，再加上污染的日益加重，而水又是生活的必須品，很多疾病都以水為載體直接或間接的威脅著人體的健康，尤其是那些被工業污染物侵蝕過的水，是霍亂、痢疾、傷寒、肝炎還有小兒痲痺症等傳染性疾病的主要元兇。另外，區域不同，水質的差異也會造成多種疾病的發生，比如中國的華北、西北、東北、內蒙古等地區，其飲水中氟的含量很高，可達 4 mg/L 以上。氟過量可引發骨骼和牙齒等全身性疾病，影響人體骨骼和牙齒的正常發育，一般表現為腰腿疼、關節活動受阻、發生氟骨病。而在中國內蒙古、山西、新疆、吉林、寧夏、青海、安徽和北京等地，砷中毒的現象也有很多，這種都是因為水中含砷的濃度過高所致。這些疾病很可能在一定的區域內流行，就連現代醫學也是束手無策。

2、不良水質還會誘發其他安全問題

不良水質對人體的危害很多，最常見的就是會引發結石、中風、高血壓、水喉症、痛風病，還有鉛中毒和鉻中毒等疾病。人體的膽、腎臟還有膀胱對體液的循環有著十分重要的作用，人體中的血液會在腎臟的過濾下，將廢物和水經過尿道排出體外。如果水中存在著雜質，那麼在身體內部就會沉澱，從而形成結石。

而高血壓的形成，也是因為水中雜質的出現將血管堵住，影響人體的血液循環，造成血液濃度和黏度的上升。再者，當水中的汞元素超標時，長期飲用這種水會造成人體腎臟以及中樞神經的病變，以致於誘發癡呆。

不良水質也是痛風病的元兇之一，電鍍和化工金屬工業常常造成飲用水中的鎘元素超標，長期飲用這種水，人的全身關節就會無故疼痛。另外，鉛中毒和鉻中毒也是不良水質的一個威脅。引用了受過污染的水，身體中毒素會慢慢累積，導致人便祕、食慾不振，貧血、腹痛、肌肉痲痺與神經方面的症狀，還會引起嘔吐、下痢、腹痛、尿毒症等。

據調查，世界上80%的疾病與水有關。傷寒、霍亂、胃腸炎、痢疾、傳染性肝炎是人類五大疾病，多數是由水質不良引起的，所以，一定要飲用有安全保障的水。

37 健康水的標準是什麼？

生活中，人人都在追求健康安全的水源，很多人認為乾淨澄清的水是健康的，有的人認為富含營養元素才是健康的，眾說紛紜。在世界水大會上，世界衛生組織提出了健康水的概念。這個概念提出，健康水必須滿足三個條件：第一是無污染，不存在患病的細菌以及重金屬和其他有害化學物質；第二是含有人體所需要的微量元素以及礦物質；第三就是呈弱鹼性，帶有很強的活性。這三個條件是遞進繼承的，缺一不可。

根據國際對於健康水的概念設定，健康水有七個可以量化的標準：第一就是不能對人體有害，不能存在各種有害物質還有異味；第二是水的硬度要適中，需介於30～200（碳酸鈣）之間；第三是必須含有人體需要的礦物質，不能低於或高於正常標準值；第四是PH值要介於7～8之間，呈弱鹼性；第五是對水的溶氧量和二氧化碳含量的要求，溶氧量要求每升不低於7毫升，而二氧化碳也要適中；第六是水分子團半幅寬要小於一百赫茲；第七是水的媒體營養生理功能要強，這就包括水的溶解力、滲透力、擴散力、代謝力、乳化力、洗淨力等能力。

因此，健康水不僅要在外觀上進行選擇，同樣要從其理化品質上考量，健康的好水要從水源的保護做起，並要在生產過程中嚴格的管理，避免水的二次污染。

飲用水禁止飲用的幾種情況

根據衛生標準規定，當飲用水出現下列情況時，禁止飲用：

1、外觀有異物，沉澱，有異味的水。

2、含有毒素以及有害物質超過標準的水。

3、含有寄生蟲、微生物，可能誘發流行疾病的水。

4、與不符合健康衛生飲水標準的供水設施直接接觸的水。

5、沒有經過衛生檢驗的水。

38 你會按場合選水溫嗎？

生活的多采多姿也催生了水的多彩多樣。各種沖泡飲品也漸漸興起，米麥精、人參蜜、蜂蜜柚子茶、多維葡萄糖，還有果汁等被人們奉為營養佳品。因為，這些飲品中含有很多營養物質，比如蜂蜜、葡萄糖、人參、奶粉等，而且這些飲料中含有豐富的葡萄糖，含量達到50％～70％，其中還有果糖、蛋白質、維生素A、維生素B以及鈣元素和磷元素等。它們對人體有很高的價值，可以軟化血管、解毒利尿，還能增強體質和防止疾病。

大家在飲用這些時又往往選用沸水沖泡，認為這樣才能將營養物質全部化開，才能很好的被身體吸收。其實，這種觀念是錯誤的，因為營養物中的很多營養素會在沸水的作用下迅速分解，最後產生變質現象，造成營養的流失。所以想要健康選對水溫也很重要。一般用40～50℃的水為最佳，到達60～80℃時就會引起變質。

常見飲品的最佳沖泡溫度

1、蜂蜜水

蜂蜜水是一種營養價值極高的補品，它能夠補脾養氣，滋陰潤肺，還能夠潤腸通便，預防感冒，對女性來說，更有延緩衰老的神奇作用。因此，蜂蜜越來越成為大眾喜愛的飲品，但在沖泡時一定要注意溫度的設定，當水溫超過80℃以上時，蜂蜜中的酶、維生素以及礦物質會損失五分之一以上甚至一半。另外，不同體質的人沖泡蜂蜜的溫度也不同，虛寒體質的人用40～50℃沖泡，火旺體質的人最好用冷開水沖兌。

2、奶粉

奶粉是寶寶主要的食物來源，因此正確的沖泡奶粉是寶寶身體健康的保證。現實中很多媽媽喜歡用沸水沖泡奶粉，再加入涼白開水，以為這樣就能讓營養物質全部溶於水中，殊不知在此過程中高溫使得奶粉中的乳清蛋白產生凝塊，對於寶寶來說很難消化，維生素和免疫活細胞也會遇熱分解，營養大大流失。科學證明，40℃～60℃之間新鮮燒開的水是沖泡奶粉的最佳選擇。注意不要使用飲水機中的水和礦泉水，自來水最適宜。

3、茗茶

中國人喜歡茶，更愛品茶。對茶的沖泡也有一定的學問。一般來說，越是嫩綠的茶葉對水溫的要求就越低，這樣才能使茶葉中的維生素得以保存。比如像龍井、碧螺春等高級綠茶，以80℃左右的水最佳；白毫烏龍等帶嫩芽的烏龍茶和紅茶，最好用80℃～90℃水。而像烏龍、普洱以及花茶，須用100℃的沸水沖泡。綠茶也應用沸水泡飲，讓茶味能夠得到最大程度的釋放。

4、咖啡

根據咖啡專家資料，最適合沖煮咖啡的水溫應控制在90～94℃之間，在等待水燒滾以後靜置1～2分鐘再用來沖煮。

5、果汁

果汁中的維生素在22℃時能夠得到最大程度的發揮，此時，口感也很合適，對牙齒的刺激也不大，有助於牙齒壽命的延長。

39「生水」對身體有益？

「生水喝多了會生病」這是人們長期以來的一種觀念，但是，依舊很多人有喝生水的習慣，認為天然的溪水、泉水生喝才健康，殊不知在無形中滋生細菌、寄生蟲等疾病。以此看來生水對身體是有害的。那麼，為什麼又說對身體有益呢？因為此時我們說的生水並不是普通的生水。

對身體有益的生水是一種經過了嚴格消毒的過程，去除了水中的懸浮物以及對人體有害的有機化合物、重金屬還有細菌等雜物，也相對保持了水中的礦物質和氧氣的含量的水，營養價值極高。

而通常來說，如對普通的自來水進行加熱是最常見的殺菌方法，但是這種水的營養價值就會降低，而水中的病原體還有細菌仍然存在於水中。曾經有人透過實驗發現用冷開水養花花會枯萎，用冷開水養魚，魚會死，這也就說明了生水的營養效果比開水更高。

因此，醫學保健專家就提出喝生水保健的方法。這種非藥物的養生方法受到了世界的推崇。國外的很多媒體也都證實了生水有益健康的觀念，因為，科學證明發現生水能夠讓人體細胞具有十分強的活性，在促進細胞新陳代謝上有著很大的作用，進而讓身體猶如返老還童的體驗。很多歐美還有日本的人都開始接觸生水養生法。

但是，值得注意的是，生水的生產一定要經過嚴格的消毒殺菌過程，這樣才能保持它的口感還有營養成分、微量元素和礦物質達到最佳。長期飲用生水，能夠調節人體的陰陽平衡，促進新陳代謝，進而增強人體免疫力。

生水和自來水的區別

1、概念：

自來水是城市供水管網供應的、符合一定衛生標準的水。

生水是將河水、溪水、井水、庫水等進行殺菌消毒的水。

2、殺毒方法：

自來水須經過加熱至沸騰。

生水是經過冷處理式的消毒過程。

40 水是結石的剋星？

結石，是人們常說的一種富貴病，當人們罹患結石時，醫生的建議往往是多喝水，多運動，那麼喝水為什麼會對結石的防治有效果呢？

從發病來說，結石的主要發生原因是人體吸收了大量的蛋白質和脂肪，造成膽固醇的超飽和沉澱。而在宵夜之後馬上睡覺會讓尿液得不到排出，久而久之鈣元素的成分越積越多，就形成了尿結石。還有長期不吃早餐也會造成膽汁長期存在於膽囊，並在腸道外部結合形成結石。而且，尤其在節日和假日期間，人們攝取的脂肪、蛋白質很多，結石的發病率十分高。

那麼水在結石的發生和治癒中有著什麼作用呢？顯而易見，結石的形成常常是人體膽固醇的沉澱，而這種沉澱往往是因為排尿不順、身體循環不暢引起的。現在很多人為了減少頻尿而控制喝水，再加上身體一直攝取脂肪等肥膩食物，就會造成結石的形成。

可見，水是幫助人體排泄廢物的重要物質，如果多喝水，增加尿容量，那麼即使身體中已經生長小的結石，也可能會隨尿液排出。因此，人們一定要注重水分的補給，尤其是炎熱的夏季，汗液排出的速度很快，可以利用少量多次的飲用原則，最好可以每20～30分鐘喝下一百二十～兩百四十毫升的水，這樣可以有效的防禦結石的形成。

當然，並不是所有水都能消除結石的隱患，經過科學研究磁化水和天然水是防治結石的最佳選擇，而普通的飲用水、果汁、湯，還有牛奶也有著一定的輔助作用。但是一定要注意這些飲品的量，適量的飲用才健康，此外，茶水中含有大量的草酸鈣，長期喝會加重結石的形成，患者更應戒掉茶水。

結石的預防

1、**多喝水**：足量水的攝取能夠提升尿容量，減少膽固醇在身體中的沉積，進而有著預防膽固醇的目的。

2、**多運動**：適當的運動能夠讓小結石順暢的分解並排除。

3、**飲食調節**：預防結石一定要減少含鈣和葉酸食物的攝取，要遠離牛奶、堅果、巧克力、菠菜和番茄等食物，多吃纖維素豐富的食物。

41 為什麼喝水可以緩解「秋冬癢」？

到了秋冬時節，很多人都會皮膚癢，甚至抓破了都難以平息。還有很多人認為這是一種過敏現象，然後開始服用治過敏的藥。其實，這種現象並不是病，而是因為你的身體缺水了。

在秋冬季節，天氣乾燥，日夜溫差大，身體隨著氣候的變化在不知不覺中呈現脫水狀態。再加上秋冬季節，天氣開始轉涼，人體的汗腺和皮脂腺的分泌功能會減弱，此時就不會大量分泌汗液和油脂，也就使得身體的皮膚缺乏油脂的保護，再經過與外界的接觸，血液循環明顯減慢，皮膚的含水量下降，當身體經常處在熱水的過度清潔中時，就會出現皮膚乾裂和脫皮的現象發生，尤其是老年人，身體本身就處在脫水狀態，代謝的減慢加劇了油脂不足的負擔，這種情況更加嚴重。

其實，想要緩解秋冬癢的現象根本不需要服用藥物，而是需要人體由內而外的補水和保濕。在秋冬，人們往往難以收到身體渴的訊號，常常沒有喝水的慾望，使得身體在無形中脫水，所以，即使在沒有大量汗液排出的秋冬兩季，也要注重水分的吸收，每天至少要喝足2～3公升的水，讓這些水能夠很好地促進體液和血液的正常循環，不僅能保持皮膚的水嫩，還能維持人體的生命活力。

另外，除了喝水，外部的保濕也是很重要的，在秋冬季節，最好不要用過熱的水洗澡，也盡量不要泡澡，更不要過度洗澡，因為這些都是會讓身體迅速流失水分的原因，而且，在洗澡之後也要在身上擦上護膚品，鎖住身體中的水分。這樣下來，身體就會從內而外都得到水的滋潤，身上的癢當然也會得到一定程度的抑制。另外，適量運動也是促進血液循環、防止身體乾癢的好方式。

42 喝水防春睏合理嗎？

日常有句俗話，說的是「春睏、秋乏、夏打盹，睡不醒的冬三月」，春天是萬物復甦的季節，但是也常常讓人出現慵懶的狀態。人們常說「一年之計在於春」，那麼春天本是一年奮鬥的開始，身體卻常常出現睏倦，這種現象是不是也讓你困擾呢？

嚴格意義上來說，春睏，並不是病，它的出現是因為冬春兩季氣候交替使得大腦供血量變化造成的。在冬天的時候，人需要抵禦寒冷，所以身體中的血管就常在收縮狀態，血液循環很慢，因此血液的供氧量很足，大腦就會很清醒。而一到春季，氣候開始回暖，身體開始甦醒，人的血管得到擴張，循環開始加快，大腦中的氧氣就會減少，再加上春天人的活動開始增多，萬物的光合作用較弱，氧氣的生產量也減少，綜合起來，人就會昏昏沉沉，睏倦叢生。這種狀態，雖然不是病，但是會造成精力不集中，行動懶惰，睏意十足，嚴重的影響了人的工作和學習。

想要緩解春睏，最簡單直接但是有效的方式就是多喝水，不僅可以補充身體的水分，促進身體的正常循環，還能增加人體中的氧氣含量，即使供給大腦氧氣，讓大腦一直處在清醒狀態，春睏自然就不攻自破。當然，還應該食用水分含量豐富的食物，比如補氣健脾的湯品。在喝水時，也要控制水量，不要過度飲用，加重腎臟和心臟的負擔。

你還在困擾每年春天的睏倦嗎？還在為不集中的注意力發脾氣嗎？那麼趕緊拿起水杯吧，水對於春睏的防治有很好的效果哦。

防春睏需要補充的營養物質

1、預防春睏時，蛋白質補充不可少

春天容易疲勞，引發睏意，這是因為身體中的環境過於酸性。此時，可以多增加飲食中鹼性物質的攝取。如一些像花椰菜、芹菜、油麥菜等新鮮蔬菜，還有水果和藻類、奶類等。尤其是要攝取一些像瘦肉、魚蝦類、奶類、禽類，還有豆製品等蛋白質豐富的物質，因為它能夠在人體中合成各種酶，能夠中和人體的酸性，還能增強身體的抗氧化作用，可以有效的消除人體的疲勞。

2、預防春睏，補鈣不可少

通常容易感覺到疲倦的人，身體中都是長時間處在缺鈣的狀態，因此造成了身體的疲勞狀態。

所以，在春天補鈣至關重要。

3、防止春睏，要注重新陳代謝的順暢

人體的疲倦，常常是因為身體新陳代謝的緩慢，新陳代謝的加快可以將身體中的乳酸很好的排出。在日常生活中可以增加天門冬氨酸的攝取，它可以促使體力恢復，比如動物性食物中有蛇肉、黃鱔、甲魚、烏龜等。植物性食物有花生、核桃、桂圓、芝麻、豆類、蘆筍、梨、桃子等。

4、防春睏，多吃魚

魚中含有豐富的脂肪酸和纖維，可以防止春睏。除此之外，還可以吃些葵花子、南瓜子和芝麻類食物。

43 蘇打水會越喝越健康嗎？

現在人越來越講求喝水的健康，因而更加追求健康的飲水。蘇打水就是其中的一種，因為其純淨的特性，讓很多人鍾情於它。

隨著蘇打水越來越大部分的佔據人們的生活，那麼，蘇打水究竟對人體有怎樣的好處呢？首先，蘇打水是十分純淨的水，不含有任何雜質和細菌，能讓人體處在安全的環境裡。其次，蘇打水的攝取還能預防尿酸升高。這是因為蘇打水屬於鹼性，能夠很好的平和腎臟中的尿酸。尤其是，在吃海鮮時，蘇打水有助於防止血液中尿素的升高。而且，在攝取大量油膩的食物時，也可以準備一些蘇打水。

但是，蘇打水也並不是每個人都適合飲用，也不是每個人喝了都能保健。專家們提醒，患有胃炎和高血壓的人盡量少喝蘇打水，首先因為胃炎的人，胃酸分泌過少，很難維持身體的健康，而蘇打水又偏於鹼性，所以更會加重胃酸缺乏造成的症狀。其次，高血壓患者也要避免飲用蘇打水，因為蘇打水中含有較多的鈉元素，這對血壓的降低是反作用的。

可見，蘇打水對人體有益處，也有弊端。當然，我們也不能無限的放大它的健康保健之處，也不要無限的誇大其對健康不利的方面。在飲用當中，只要能根據自身實際狀況，並且有一定量的限制，那麼蘇打水一定可以幫你的健康加油。

44 你收到身體給你「渴」的信號了嗎？

很多人認為，渴了就是口乾舌燥，想喝水。其實，這是一種狹隘的渴的概念，因為，人體是個整體，很多身體的小細節都預示著渴的信號，那麼，你收到這些信號了嗎？

1、經常感到疲倦

人的身體活動需要能量的供給，而水就是能量提供必不可少的物質。水在人體中參與身體的血液循環，充當著人體營養的搬運工，它能夠促進身體的消化，還能增進食物營養的吸收，為人體提供身體必須的礦物質和微量元素。當人體缺水時，因為身體中能量不足，故而常常會感覺到疲倦。

2、莫名其妙的煩躁，你今天憂鬱了嗎？

你是不是時常感覺到煩躁呢？是不是常常莫名的憂鬱心煩呢？其實，這些現象都在預示著你的大腦前額葉缺水了。心情的憂鬱代表身體中乾燥加劇，也表明人的氨基酸的缺少。當人體缺水時，尿液就不夠充足，身體只能將氨基酸這種重要物質用來促進代謝，還有抗氧化，也因此消耗了很多氨基酸，造成了身體的乏力。假如你開始感到煩躁時，那麼你不是罹患抑鬱症，其實只是身體缺水了。

3、消化不暢，胃口不佳

當人在攝取食物時，身體中的各個器官都被調動起來，身體中的水分也不斷參與到咀嚼、消化中，在這個過程中，水會承擔食物的運輸和營養的吸收作用，可是當身體本身在缺水時，食物會完全溶於現存的水，會造成消化器官和淋巴系統和腎臟的功能減弱。從而造成身體消化不暢，胃口不佳。

4、常被便祕困擾

很多人被便祕困擾，這種隱疾讓人苦不堪言，也會因此常常感到頭疼、噁心和消化不良、食慾不振。其實，便祕只是因為身體處在缺水的狀態，水供給不足造成消化功能的停滯，大便不暢。想要改變這種狀況，一是要在日常生活中多攝取粗纖維的食物，其二就是要多喝水，讓水去潤滑腸道。

5、腰部贅肉增加

當身體中缺水時，乾燥的環境就會減慢身體激素的分泌。而生長激素的缺失，就會讓肌肉的生長減慢，無形中增多脂肪的沉積，尤其在腹部更加明顯，現代人工作生活多是一坐好久，這對腹部贅肉的形成有著推動作用，還會使人陷入肥胖的惡性循環。

6、無形中讓人尬尷的體臭

水在人體中的作用不僅在幫助營養的吸收，同時還是人體廢物排出的幫手，它可以將身體中的廢物雜物排出。但同時在水分十分缺乏之時，身體的味道就會越來越明顯。讓人處在很尷尬的境地。

7、睡不熟，頭痛感增加

人在口渴時，常常會感到口乾舌燥，還會引發人體的煩躁，常從睡夢中驚醒，無法進入熟睡狀態，長此以往，身體就會產生一些問題。其實，這並不代表你罹患疾病，你只是渴了。如果在白天不能夠攝取足夠的水，那麼身體就會處在脫水的狀態，引發睡眠品質的下降。

8、記憶力降低

當人體缺水時，身體中血液的水分也處在缺失的狀態，這會造成大腦腦細胞的缺失，無法獲得氧氣和營養。當大腦細胞不夠活躍時，記憶力就會受到影響。

9、眨眼代表你渴了

頻繁眨眼的現象表示淚液分泌不足導致了眼球乾燥。通常，當人的眼部十分缺水時，眼睛會出現乾澀異物感，會不由自主的頻繁眨眼。甚至還會有刺痛感以及流淚現象。其實，這些都是眼睛在嚴重缺水的情況下自我保護的方式。因此，當眼球乾燥時要即時補水，以免造成眼睛的不適，引發嚴重的後果。

10、關節緊繃就是缺水了

人的關節是人體能夠走路跑步必要的器官，它能夠緩衝其關節的作用，吸收骨骼間的衝擊力。而水，就是充當著潤滑油的作用，當關節中缺水時，關節就不能靈活的動彈，也就會造成全身的僵硬。故而，當你感到關節緊繃時，要馬上拿起水杯補充水分哦。

這些渴的訊號，你收到了嗎？

45 杯子也會影響你健康喝水嗎？

我們常常注重水的選擇，關注的重點總在水的營養價值。其實，水的價值也要靠杯子的材質來實現。同樣的水放在不同材質的杯子中效果很可能會不一樣，這是因為不同的材質會造成水的不同程度的變質，甚至會影響到人的生命健康。那麼，怎樣選用健康的水杯呢？用怎樣的水杯才是最健康的呢？

在很多製作杯子的材質中，玻璃是相對最健康的。玻璃是一種透明度極高的材質，而且在燒製時，不會生成有機的化學物質。並且，能夠很容易的清洗，沒有污垢存在的空間。其次，陶瓷也是可供消費者放心使用的，這是因為陶瓷材質中不含有鉛等有害物質，但是，一定要警惕五顏六色的陶瓷杯，這些杯子上的顏料中含有重金屬元素，當杯子盛放開水或者酸鹼性偏高的飲料時，有毒物質就會溶入水中，對人體健康造成危害。

值得注意的是，生活中，一定要減少塑膠杯和一次性紙杯的使用次數，因為塑膠中常添加有增塑劑，這種有毒化學物會在開水或酸鹼過度的飲料侵蝕下溶解在水中，而且，塑膠水杯不易清洗，容易滋生細菌。

另外，一次性紙杯也要避而遠之，在紙杯的生產過程中為了達到隔水的效果，會在內壁塗一層聚乙烯隔水膜，但是，很多生產過程不夠嚴格，會造成聚乙烯氧化為羰基化合物，這種化合物最易在高溫環境下揮發，產生異味，長期飲用這種水會使身體受到傷害。

可見，想要健康的喝水，不僅要關注水質的好壞，同樣還要注重杯子的材質，只有把好這兩道關卡，那想要喝到健康水就一點也不難了。

46 喝水也能防咽喉炎？

咽喉炎是咽部黏膜，黏膜下組織的炎症，常為上呼吸道感染的一部分。依據病程的長短和病理改變性質的不同，可以分為急性咽喉炎、慢性咽喉炎兩大類。日常生活中，從事教師、諮詢師、還有溝通工作的職員容易患得這種疾病。

秋季是咽喉炎頻發的高峰期，由於空氣的乾燥，咽喉部常會有不適感。喉嚨乾啞，痰明顯增多，夜裡會加重疼痛感。誘發咽喉炎發作的主要原因是秋燥，在乾燥的秋季，空氣中水量減少，燥火旺盛。再加上很多地方空氣品質不好，人常處在吸菸，還有吸食二手菸的環境中，很多急性咽喉炎也會發展為慢性咽喉炎。另外，室內有過度刺激的味道比如蚊香、清潔劑或者油漆等，也會助長咽喉炎的發作。

針對不同程度的咽喉炎患者，治療方法也各不相同。許多患者認為咽喉炎是炎症，就靠服用消炎片或是抗菌藥物來治療，其實，人體抵抗力下降，內環境紊亂是誘發咽喉炎的主要原因，常服用會使細菌產生耐藥性，嚴重時會引起咽部黏膜急性充血。

其實，想要控制咽喉炎，就要盡量少接觸刺激性食物，同時，也可以透過喝水來發揮緩解的作用。尤其是煮沸之後，自然冷卻至20～25℃，這種水富含特異的生物活性，能快速透過細胞膜促進生物新陳代謝，增加血液中的血紅蛋白含水量，改善免疫功能。

據科學驗證，凡是習慣喝白開水的人，尤其是迅速冷卻的涼開水，由於其活性很大，所以使得人體內脫氫酶活性較高，肌肉組織中的乳酸累積減少，不易感到疲勞，也較不易患得咽喉炎。同時，在咽喉炎發作時可口含含片或者淡鹽水，能夠在一定程度上緩解咽喉部的不適感。而且，咽喉炎患者在日常也要常喝綠豆湯還有雪梨湯，這些清火去燥的飲品都是緩解咽喉炎的良品。

治療咽喉炎有偏方

偏方一：當咽喉部出現乾燥、不適感時，可採取舌根運動法緩解。具體的方式是：閉口、舌尖抵牙齒，正轉18次，反轉18次，然後將口中津液分三次咽下，最好早晚各一次，效果更佳。

偏方二：慢性咽喉炎患者，可口含大蒜，堅持數月，即可治癒。最好挑紫皮獨頭大蒜。為了減少刺激，可時含時吐，切記不要將大蒜頭光滑的外表咬破。等到適應後，可邊含邊咬。

偏方三：因為核桃有消炎、潤肺、化痰、止咳等功效，可治咽喉腫痛。所以，可以使用核桃緩解咽喉炎，具體做法是：取核桃10枚，去硬殼，不去衣，分早晚兩次服下，15天一療程。

偏方四：在夜間，是咽喉炎的高發期。此時咽喉炎會誘發咳嗽和失眠等症狀。面對這種情況可口含一片「玄參」，等到早晨再吐掉。堅持數月，慢性咽喉炎可得到治癒。

偏方五：除了上述方法，還可利用紅棗和蜂蜜等治療咽喉炎。一、用火把五枚紅棗的皮烤焦，沖入白糖水飲服；二、取適量茶葉用紗布包好，用滾熱開水泡成濃茶汁，再加入適量蜂蜜調勻，每隔30分鐘漱口一次，緩緩吞下，連用多次。

47 「長壽水」真的長壽嗎？

世界上有很多關於長壽水的傳說，比如，武田信玄（一五二一～一五七三）的軍隊在向信濃行軍的途中，就喝了富士見平往北兩百米處從岩石中湧出的清水，而使軍隊恢復了體力。還有，在蘇聯南部的高加索地區，那裡的老人超過一百歲的比比皆是，人均壽命達到一百二十歲，長壽村的名稱由此而來。經過研究，長壽村長壽的原因和他們飲用的水有密切的關係。那麼世界上到底有沒有長壽水呢？長壽水是神水嗎？長壽水真的能長壽嗎？

科學家們經過研究發現，長壽水並不是神水，和神仙也沒有任何關係，長壽水的本質其實是一種活性極高的水。這種水不僅不含有毒物質，還具備一定的硬度還有礦物質，水分子團很小，水分子活性極高，而且水的PH值呈現弱鹼性的特點。如果人長期飲用，人體的抗病能力會得到大幅度的提升，再者由於水分子的活性很高，溶解能力高於普通的水，它的水分子團就能夠將養分更好的溶入身體，同時還能夠將不溶於水的有毒物質，還有脂肪、膽固醇排出體外，使身體處在健康的運作中，而新陳代謝的順暢也讓身體保持了活力狀態。

因此，如果想要長壽，看來還真的需要多喝「長壽水」了。

道家八式保身操

第一式「振陽法」：

閉目，用掌心及掌根處抵住下巴，虎口向外。用力托下巴，依次向上、左、右、前、後托。然後，睜開雙眼，上下牙齒叩齒，同時，要保持四指並攏，用手掌的前半部分沿著從左向右、從右向左的方向擦眼睛。托下巴可以振奮胃經陽氣，叩齒能夠養腎，然後，將手掌放在頭頂上，掌心使勁，輕輕地向下壓頭，做5～6次，之後，雙手抓住耳朵，向外拔耳。左右手張開，用手指梳頭。這六個動作連貫起來，就能振奮元氣。每天最好在早晨或上午12點以前練習，此時元氣正處於上升期，可以發揮最佳的養身作用。

第二式「洗手法」：

洗手法能活動手上的六條經脈，保持手部經脈通暢，就會讓各種風濕，或類風濕性關節炎引起的手指關節腫大、疼痛、手部的各種問題慢慢痊癒。

第三式「伸臂法」：

伸臂法可以緩解人體的肩周炎還有關節疼痛。具體做法就是：(1)雙手十指交叉，然後用兩手的掌心按一下胸部；(2)再翻轉手掌，掌心向外；(3)緊接著，雙臂向前方、上方、下方、左側、右側使勁伸直，總共做十幾次就可以了。伸臂向前、向上拉伸了心經、心包經，左右拉伸的時候，牽拉手三陽經，這些動作可以活動肩肘部的氣血，對防治關節炎疼痛和肩周炎有很好的效果。

第四式「鬆腰法」：

鬆腰法可以保養人的腎部，並且能活動腰部的督脈和膀胱經，能預防和緩解腰肌勞損，對椎間盤突出引起的腰背疼痛有顯著的療效。具體做法是：(1)站立，併攏雙腳；(2)雙手交叉後，抱住小腿；(3)頭盡可能地靠近雙腿；(4)同時，保持腰部不動，頭向左側扭10次，再向右側扭10次。

第五式「抽肋法」：

膽經、脾經和帶脈都經過腰肋部，抽肋法就是用來振奮這三條經脈。這個方法可以消除各種肋間疼痛，脅肋脹悶，還可以減去腰部的贅肉。在日常生活中，可以遵循以下步驟：(1)坐在椅子上；(2)兩手十指交叉，放在頭後面，雙手抱頭；(3)抱著頭向下俯身，頭盡量向大腿上貼；(4)向左右方向扭頭，將兩肋之間的肌肉拉緊。

第六式「虎視法」：

虎視法是保健眼部的方法，在做時可以：(1)站立；(2)雙手手掌按在膝蓋上；(3)向左右方向扭頭、扭腰。當感覺頸項部肌肉被牽伸，眼球有發脹感時，就說明肝經氣血已經調動，對眼睛已經有很好的保健效果了。尤其是中老年人，眼睛早花等眼疾可以用這個方法治療。

第七式「取嗝法」：

「取嗝法」主要運動腹部肌肉，由於腹部中有胃經和脾經通過，當腹部動作時，每天在身體中積存的濁氣可以透過打嗝排出。所以，要以一次性的完成以下連續動作：(1)站立；(2)雙手十指交叉，放在後腦勺處，抱頭；(3)身體盡可能地向後仰，再挺直。連續10次，嗝自會排出廢物。

第八式「開胯法」：

開胯法可以緩解腰腿疼痛，具體做法是：(1)坐在椅子上，將右腳腳踝放在左腿膝蓋上方；(2)將兩手放在右腿膝蓋上，兩手一起輕輕向下壓右腿的膝蓋；(3)左右腿交替進行。注意做這式時，不宜用力過猛，不然會傷到胯關節。

48 餐前喝水真的能預防疾病嗎？

據英國廣播公司報導，根據英國倫敦大學聖瑪麗醫學院對三千多位患者進行了臨床試驗之後，喝水和一些疾病的預防有一定的關係。尤其是餐前喝水，對身體健康有一定作用。

餐前喝水，可以讓人的大腦保持活躍，能提高注意力和記憶力；其次，還能夠提高人體免疫力，增加細胞對細菌的抵抗力；再者，喝水還能夠發揮緩解失眠的作用，由水製造的褪黑激素是人體睡眠的調節劑。

當然，餐前喝水還能夠降低人體心臟的負擔，預防心臟和腦部血管阻塞等疾病。最後，喝水還能夠抗癌，利用水療抗癌是科學的方法，只要一天攝取足夠的水，而且維持餐前半小時的飲水，那身體自然會健康，水的活性也會為身體提供動力。尤其是對於患有胃炎、十二指腸炎、胃潰瘍、結腸炎，及消化不良導致產氣的人，更應該在餐前喝水，可以幫助胃消化做好前期準備。

可見，餐前半小時喝水有利於健康，而飯前、飯中還有飯後喝大量的水，都是對身體有害的，應該注意。

49 不口渴也要喝水？

以上我們一直在強調喝水的重要性，也一直在強調每天要喝足7～8杯水，而且要有一定的時間要求，其實都是為了糾正在日常生活中存在的「不口渴不喝水」的現象。很多人認為，不口渴就不用喝水，其實，身體脫水並不是由口渴這一個因素展現的，當身體感到疲憊，頭疼沉悶，還有失眠煩躁和無故憂鬱時，都表示你的身體已經處在缺水狀態。

那麼，為什麼不口渴身體卻缺水了呢？這是因為水在身體運作的各個環節都有著重要作用。首先，水是人體的主要部分，人的70％都是水；其次，水是器官活動的動力，它直接參與人體的新陳代謝、能量代謝和資訊代謝，在身體中充當著運輸食物和消化食物、促進食物中營養成分吸收的重要作用。可以說，身體中一旦沒了水，人體的活力就會大大降低，而只有給身體的每個細胞喝足水，才能使身體保持在健康狀態。

因此，應該認識到，身體中發出渴的信號方式很多，即使在不口渴的時候也要喝水。

50 夏季居然不能喝冰水？

在炎熱的夏季，氣溫過高的氣候，不僅會讓人失去大量體液，出現疲勞感，還會讓人容易煩躁和不安。而冰水也解決了很多人的困擾，高溫環境中的一杯冰水既清爽解渴又刺激，也因而受到了多數人的喜愛。殊不知，夏季的一杯冰水就像埋藏在人身體中的定時炸彈，對身體會造成很大傷害。

夏天喝熱水解渴還是喝冰水解渴？這個問題一直是人們爭議的話題，雙方的支持者也是各執一詞。但是，經過醫學專家的實驗研究，當人飲用一定的熱水時，這些熱量會讓身體快速發汗，透過汗液的流出讓人的皮膚溫度也隨之降低。而冰水，並不能發揮健康降低體溫的作用，它是透過讓體溫瞬間下降，因此，也就並不如熱水解渴效果好。

另外，長期喝冰水的人，因為體溫迅速降低，會使大腦認為身體已經不需要排熱而停止工作，這就會使人體的毛孔排泄不暢，餘熱難以散出，長此以往，會容易引發過敏。所以，炎熱夏季很多人崇尚用冰水解暑是錯誤的。

再者，冰水會造成人體咽喉部和腸胃的不適，比如喉痛、聲音嘶啞、腹瀉、腹痛、胃痙攣等，尤其是女性，更不適合在夏季經常飲用冰水。

在夏季選用飲水正確的做法是喝溫水，溫水和人體體溫相似，能夠很好地維持咽喉和胃部的健康，既能解渴又能幫身體排出熱量，進而減少中暑的機率。

夏季自製健康飲品

1、火龍果蘋果汁

材料：火龍果1/2個、蘋果1個、牛奶50ml、檸檬汁1大匙、涼開水100ml，糖或蜂蜜適量。

做法：首先，將火龍果去皮，切成小塊，蘋果削皮去籽，切小塊。然後，將材料放入果汁機打勻即可。在夏季還可以把它冰一會，口感會更好，這款果汁對於腸胃有很好的保健效果。

2、金色組曲果汁

材料：香蕉1根、柳丁1個、蘋果1個、蜂蜜少許、冰塊少許。

做法：首先，蘋果去皮，切成塊狀，避免遭到空氣氧化放入鹽水中。將柳丁去皮切成小塊。然後，用榨汁機將柳丁和蘋果榨汁，最後，將糖和蜂蜜放入攪拌機攪勻即可食用。

3、陽光西柚蘋果汁

材料：西柚半個、蘋果1個、白糖2茶匙、冰水120ml。

做法：首先將西柚對切後榨汁，然後將蘋果切小塊。最後，將所有材料放入榨汁器打勻即可。

4、清爽蔬菜果汁

材料：西瓜150g、蘿蔔1個、柳丁1個。

做法：首先西瓜去皮，將果肉切成塊狀，再將蘿蔔切條，柳丁去皮切塊，然後，將所有水果放入榨汁機中榨汁，裝入杯中即可食用，清爽蔬果香，保證人難忘。

5、香甜玉米汁

材料：一杯甜玉米粒、兩杯半熱水、糖適量。

做法：首先，將甜玉米煮熟後剝粒。然後，把玉米粒連同水一起倒入攪拌機，加入適量糖攪拌3分鐘左右，然後用濾網濾去玉米渣，倒入杯中即可飲用。

51 水能知道你齲齒的祕密？

「齲齒」，俗稱「蟲牙」、「蛀牙」，是人類發病率極高的疾病。根據在二〇〇五年的調查，每一百個5歲兒童中就有超過66人嘴裡有齲齒，而35～44歲中年人群中，這比例上升到88.1％，65～74歲老年人則高達98.4％。世界衛生組織已將齲齒與腫瘤、心血管疾病並列為人類三大重要防治疾病。那麼，齲齒是什麼引發的呢？

根據調查，氟元素的缺失是造成齲齒發作的主要原因。氟元素是人體中必不可少的微量元素，人體的每個器官中都含有。適量的氟可以維持身體鈣、磷的正常代謝，促進骨骼和牙齒的生長發育，對於預防齲齒有積極作用，但是，氟過量也不是一件好事，會造成氟斑牙的出現，還會造成骨質硬化、密度增加、骨皮質層增厚，嚴重時引發氟骨病。

現實中能夠維持氟元素補充的重要來源是飲水，在國外有提倡飲水含氟化，目前台灣飲水中的氟含量還很少，所以在日常生活中，可以適當使用含氟牙膏。

52 喝水憋尿會導致不孕？

在生活中，大多數人因為工作的原因會憋尿，認為幾次不會引發什麼問題，但是不久前，一位29歲、當收銀員的女士卻因為工作原因，長時間憋尿造成了不孕。這個結果讓很多人吃驚，憋尿竟有這麼嚴重的後果？

憋尿有害是因為尿液的排除本身是身體廢棄物排泄的過程，也是人體泌尿器官自淨的過程，更是人體排毒的過程，如果長時間不排除，會使有害物質在身體中沉積，造成對泌尿器官的不利影響。尤其對於女性來說，更不能經常憋尿。

因為女性生殖器與膀胱都在盆腔內，關係十分密切，子宮就位於膀胱後面，長時間的憋尿會不斷的給膀胱增加壓力，進而壓迫子宮，讓子宮一直向後傾斜。甚至還會妨礙經血流出，導致嚴重的痛經，而子宮如果被擠壓到椎骨前面的神經叢，還會造成腰椎部疼痛，嚴重時就會引起不孕症。

其次，女性如果長時間憋尿會出現尿失禁，因為女性只有一個括約肌來控制尿液，長時間不排尿會使括約肌疲勞，還會使膀胱黏膜抵禦感染的能力，極易發生泌尿系統炎症。

再者，由於憋尿造成的膀胱括約肌長期損傷，加速衰老。最後，長期憋尿會引發尿道路感染，還會出現頻尿、血尿、解尿困難、尿灼熱、餘尿感、下腹不適或疼痛等症狀。

因此，醫學專家建議，女性平時要多喝水多排尿，多喝水是預防尿道感染最有效的方法，是維持不會不孕的一個保證，同時也不要經常憋尿，可以調節自己養成兩小時左右排尿一次的習慣。

53 怎樣喝好清晨的第一杯水？

晨起的第一杯水對人體健康至關重要。首先，它能夠發揮清醒大腦的作用，因為水分會透過細胞膜進入血液，進而稀釋血液，增加血液容量，使大腦迅速恢復到精力充沛狀態。其次，第一杯水還能夠促進新陳代謝，經過一夜的消化，身體中積存了很多廢物，此時的水能讓身體暢通，減少便祕出現的可能。

再者，第一杯水還是沖刷胃部，減少胃部壓力的佳品，還能夠發揮身體排毒、美容養顏的作用。最後，第一杯水還有著為身體中補水的重要職責，經過一夜的消耗，身體中已消耗大概四百五十ml的水，清晨的第一杯水能夠很好的完成這個使命，使體力迅速恢復。可見，早晨的第一杯水十分重要。那麼，第一杯水究竟該怎樣選擇呢？

經過專家證實，白開水是人體第一杯水的最好選擇，尤其是和室溫相近的水（煮沸冷卻至20～25℃）最佳。此時，白開水能夠快速進入身體細胞，由於活性很高，能夠很快稀釋血液，降低血壓，並且對胃部的刺激很小，還能提高人體的免疫能力。長期堅持這種習慣，人體會精力充沛，無疲勞感。水中的礦物質也會補充人體的鈣、鐵、鋅等礦物質和微量元素。

另外，早晨起來也可以飲用一杯檸檬水，它能很好的促進身體消化，增強新陳代謝，消除宿便，提神醒腦，甚至可以消除口氣，營養價值無窮。

值得注意的是，清晨的第一杯水也有禁忌，有三種水不要在清晨喝，分別是，鹽水、冰水，還有果汁、汽水等。很多人提倡清晨一杯鹽水對身體有益是十分錯誤的。事實上，鹽水不僅不能增強身體的健康，還會增加血液濃稠度，增加腎臟和心臟與腦血管的壓力，使血壓升高。嚴重時，生命健康受到威脅。

早晨起床不能喝冰水，是因為冰水會對人體胃部產生很強的刺激性，傷害胃黏膜，影響身體循環和新陳代謝。最後，清晨也要遠離果汁、汽水等飲品，不論是自製的還是市售的，這些水不僅不能夠補充身體缺失的水分，還會增加身體中鈣元素的排泄，使得胃部增加對這些物質的消化，進一步讓身體喪失了水分。

除了以上三種不能在第一杯喝的水之外，我們還要注意到第一杯喝牛奶的危害，雖然很多人早上都喝牛奶，但是若放在第一杯喝就大錯特錯，因為此時的牛奶只是個「過客」而已。胃腸不會對牛奶進行消化，營養也就無從吸收，甚至很多人還會出現「胃脹氣」等過敏現象。因此，在早晨喝牛奶時一定要將它做為早餐食用，配以一定的碳水化合物，它的營養就會得到身體的吸收了。

第一杯水對身體健康有如此巨大的作用，一定要喝對，身體才健康。

附錄

生活中飲用水的礦物質含量表

號序	飲用水中所含礦物質	功效分析
1	生活中飲用水至少含有27種以上的礦物質元素，能夠有效的補充人體的礦物質營養，調節代謝平衡，促進人體健康成長。	人體中最容易吸收的礦物質元素，是溶解在水中的游離態礦物質元素。科學研究證明，所有的營養素都是靠分解、轉換、滲透作用進入細胞，礦物質元素正是啟動這種功能的鑰匙，而不同的礦物質元素分別掌控不同營養素的轉換及吸收。沒有礦物質元素，所有食物都無法轉換成人體必須的各種營養成分；而如果礦物質元素種類不周全、不均勻，人體就無法吸收到均勻、全面的營養。
2	有些生活飲用水中含有鋅、錳、銅、鐵、鉬、沽、鎳、鉻、鋇10種生命動力元素。	1.它們是人體內各種生物酶的組成成分。 2.它們對生命的化學過程有著最深層次的催化、啟動、動力作用。

3	生活飲用水中含有鋅、硒、鍺等元素。	對增強人體免疫力、抗癌等方面具有顯著的作用。
4	生活飲用水中含有豐富的生態氧。	1.生態氧促進人體的新陳代謝和正常的生命活動。 2.能抑制或殺死厭氧型病菌和癌細胞，對人體健康極為重要。 3.可加速葡萄糖轉化為能量，幫助糖尿病患者緩解症狀。 4.能分解膽固醇及脂類，減少沉積。
5	生活飲用水是滲透能力強、吸收功效好的「小分子團水」。	水分子擔負著人體內養分輸送的重要任務，具有清掃血管的作用，能運走各種體內廢物，掃除各種凝膠塊。
6	生活飲用水中含有具有微磁矩的金屬離子和水的絡合體。	1.它們能使紅血球和血小板的表面電荷增大，增加了相同電荷的排斥力，減少紅血球、血小板的聚集力，大幅度降低血液黏度，提高血液的流動和循環能力。 2.對高血壓和心血管疾病有一定的療效。

7	有些生活飲用水中含有少量的羥基自由基。
	羥基自由基是一種氧化能力極強的功能團，能裂解人體內的超氧自由基，也能抑制或殺死人體內的病菌及癌細胞，是生態水中生態氧產生的重要途徑。

常見飲用水理化性質對照表

種類／標準	自來水	蒸餾水	純淨水	礦泉水	磁化水	活性水
含微量有害化學物質	有	有	有	有	有	無
呈負電荷	無	無	無	無	無	有
呈弱鹼性	無	無	無	有	有	有
小分子團	無	無	無	無	有	有
含適量礦物質	有	無	無	有	有	有
含充足溶解氧	無	無	無	無	無	有

正常人每日水的攝取量和排出量對照表

正常人每日水的攝取量和排出量對照表			
攝入（ml）		排出（ml）	
飲水	1000～1300	排尿	1000～1500
食物水	700～900	皮膚蒸發	500
代謝水	300	呼吸蒸發	350
		糞便水	150
合計2000～2500		合計2000～2500	

國際健康水標準

1、沒有污染的乾淨水。

2、含有體內必須的礦物元素。這種生命動力元素的離子，影響或決定水的酸鹼度、硬度和水分子團的大小。

3、弱鹼性水：PH值最好是7.00～8.00，以維持身體的酸鹼平衡。

4、小分子團水：用核磁共振法來測試，水分子團半幅寬應小於一百赫茲：如果共振幅很寬，說明這個水中分子串起來變成直徑很大的鏈狀線團結構，不易透過細胞膜被人體吸收。還可用量子微磁波動法來測試「水的歷史」，正值達到+20的水最好：負值到-20時，水分子凝聚結構對人體生物化學反應沒有媒介作用，這種水就是死水。

5、保持一定硬度的硬水。水中的各種離子構成水的硬度。硬水含鈣量高。硬水阻止有害成分（比如鉛、鎘、氯、氟）發揮有害作用。研究表明，長壽與經常喝硬水有關。硬水與軟水的區分一般總硬度75 mg/l（以碳酸鈣計）左右為界，介於30～200之間。

6、水中溶解氧及二氧化碳適中（水中溶解氧不低於每升7毫克）。

7、活水，即水的營養生理功能沒有退化的水，有生命活著的水。水的功能包括溶解力、滲透力、擴散力、代謝力、乳化力和洗淨力。

國家圖書館出版品預行編目(CIP)資料

水知道，生命的答案 = WATER HOLDS THE ANSWER TO LIFE / 胡建夫著 . -- 第一版 . -- 臺北市
樂果文化出版 : 紅螞蟻圖書發行 , 2025.04
面；　公分 . --（樂健康 ; 27)
ISBN 978-957-9036-61-0(平裝)

1.CST: 水 2.CST: 健康法
411.41　　114002486

樂健康 27

水知道，生命的答案 WATER HOLDS THE ANSWER TO LIFE

作　　者 ／ 胡建夫
總 編 輯 ／ 何南輝
行銷企劃 ／ 黃文秀
封面設計 ／ 引子設計

出　　版 ／ 樂果文化事業有限公司
讀者服務專線 ／（02）2795-3656
劃撥帳號 ／ 50118837 號　樂果文化事業有限公司
印 刷 廠 ／ 卡樂彩色製版印刷有限公司
總 經 銷 ／ 紅螞蟻圖書有限公司
地　　址 ／ 台北市內湖區舊宗路二段 121 巷 19 號（紅螞蟻資訊大樓）
電話：（02）2795-3656
傳真：（02）2795-4100

2025 年 04 月第一版　定價／ 300 元　ISBN 978-957-9036-61-0